Meer macht glücklich

50 Ideen für einen wundervollen Tag am Strand

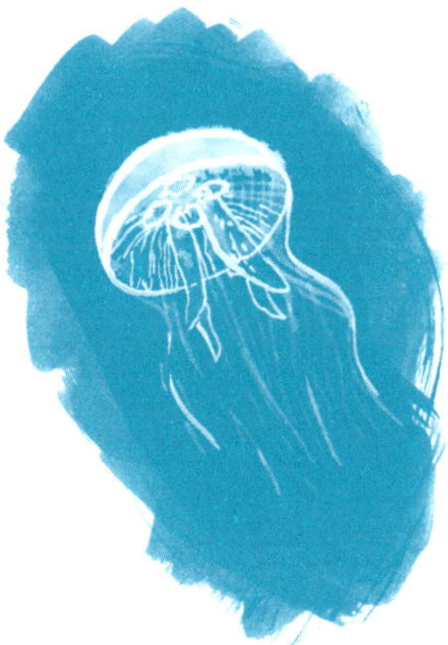

Für Auroa

Die englische Originalausgabe erschien 2021
bei HarperCollinsPublishers Ltd unter dem Titel:
50 Things to Do by the Sea

Geschrieben von Easkey Britton

Übersetzung: Vanessa Kreitlow
Cover: Doris Wohofsky
Satz: Editors Genie | Christine Rehmann, Feldafing

Gesamtfertigung: PNB Print, Lettland

Meer macht glücklich
GTIN 978-3-8485-0339-1

www.groh.de

MIX
Paper
FSC™ C007454

Sicherheitshinweis:

Dieses Buch enthält Aktivitäten und Projekte, die grundsätzlich das Risiko von Verletzungen oder Schäden beinhalten. Wir können nicht garantieren, dass die Durchführung der Aktivitäten oder Projekte in diesem Buch für jeden sicher ist. Der Verlag und die Autorin bitten die Lesenden, jede Aktivität gründlich zu überprüfen und die Verwendung aller Werkzeuge zu verstehen, bevor mit einem Projekt begonnen wird. Überprüfen Sie immer, ob Sie die Erlaubnis haben, das Land, auf dem die Aktivitäten oder Projekte stattfinden, zu nutzen. Kinder sollten bei jeder Aktivität oder jedem Projekt in diesem Buch immer beaufsichtigt werden.

1 2 3 4 5

Meer macht glücklich

50 Ideen für einen wundervollen Tag am Strand

Easkey Britton

Illustriert von Maria Nilsson

Aus dem irischen Englisch
von Vanessa Kreitlow

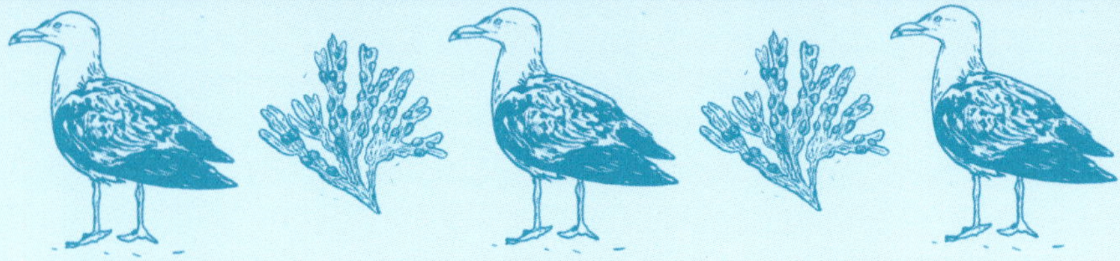

Inhaltsverzeichnis

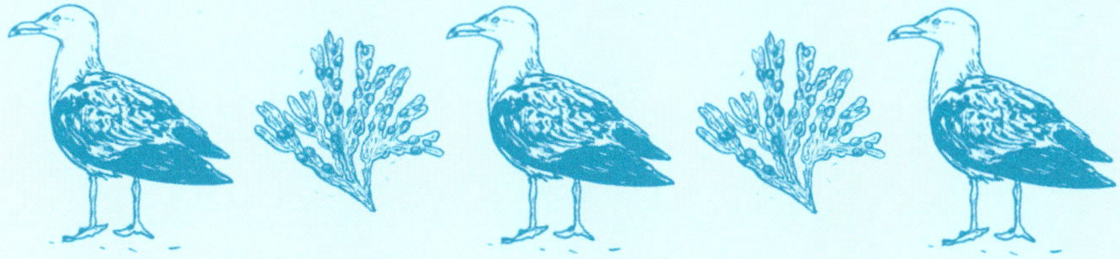

Das Meer ruft 70

Was du für das Meer tun kannst 124

Verbunden mit dem Meer

Für viele Menschen ist der Ozean eine endlose blaue Weite. Alles, was unter der Wasseroberfläche passiert, bleibt den meisten Menschen verborgen. Aber wie wir in diesem Buch sehen werden, stehen Meere und Küsten mit uns allen in direkter Verbindung – auch, wenn wir nicht in ihrer Nähe leben.

Ich hatte das große Glück, in der Nähe der Küste aufzuwachsen. Ich konnte über die Gezeiten, die urtümliche Kraft des Wassers und vorbeiziehende Wetterfronten staunen. Während ich an Gezeitentümpeln spielte, lernte ich ganz nebenbei, welche Tierarten darin leben, und später nahmen meine Mutter und mein Vater mich mit zum Surfen. Als Surferin ist es mir wichtig, die verschiedenen natürlichen Prozesse, den Flow, die Grenzen und die Rhythmen des Meers zu respektieren, denn nichts davon lässt sich von uns Menschen kontrollieren.

Ich hoffe, dass du aus diesem Buch ein paar Ideen mitnimmst, wie du deine Verbindung zum Meer stärken kannst. Außerdem will ich dir zeigen, was das Meer alles für uns tut – und was du in deinem Alltag für das Meer tun kannst.

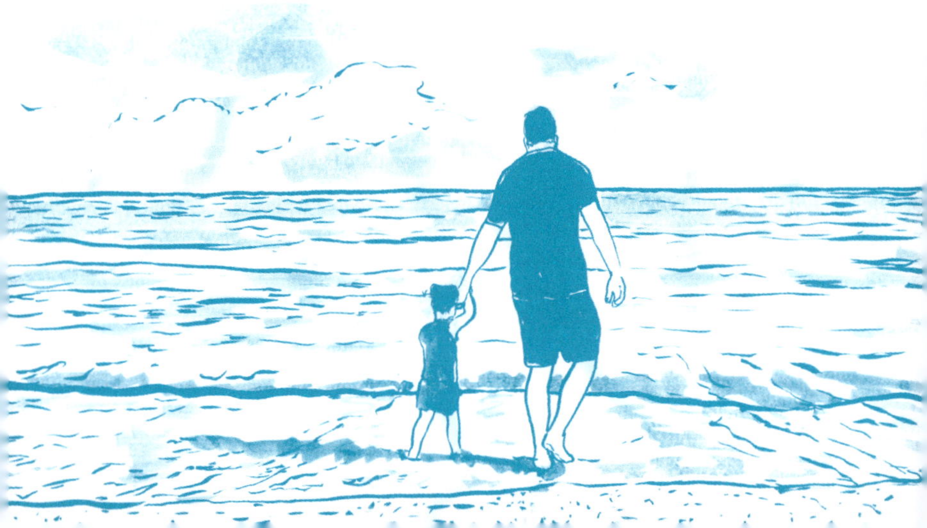

Im Flow der Evolution: der Ursprung allen Lebens

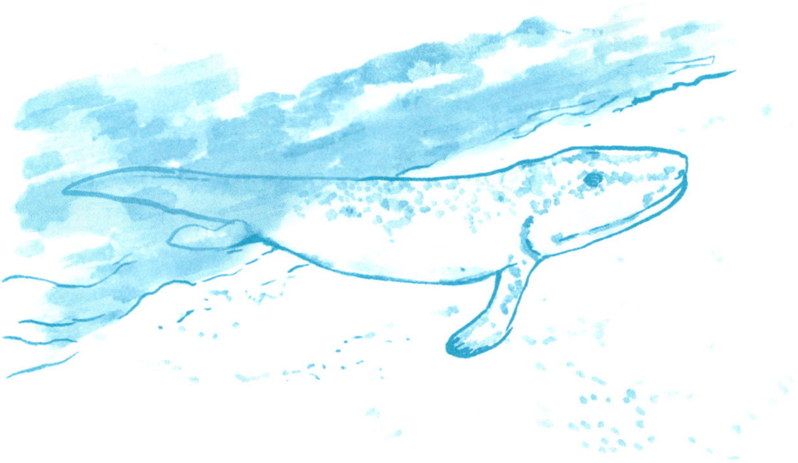

Die See ist unser aller Mutter und nährt alles Leben auf diesem Planeten. Der Großteil des Wassers, das heute die Meere ausmacht, entstand vor 4 Milliarden Jahren. Vor etwa einer Milliarde Jahre wanderte das erste Leben an Land, und wir tragen noch immer das Meer in uns, als Salz in unserem Blut, unseren Zellen, unserer DNA. Wie die Umweltschützerin Rachel Carson es ausdrückte, „nahmen die Tiere, die sich zum Leben auf dem Lande entschlossen, einen Teil des Meeres in ihren Körpern mit sich, ein Erbe, welches sie an ihre Kinder weitergaben und das sogar noch heute jedes Landtier mit seinem Ursprung im Urmeer verbindet". Wir alle stammen aus dem Wasser. Wir alle beginnen unser Leben schwimmend im Mutterleib – Fruchtwasser hat sogar dieselbe Dichte wie Meerwasser.

Meerwissen

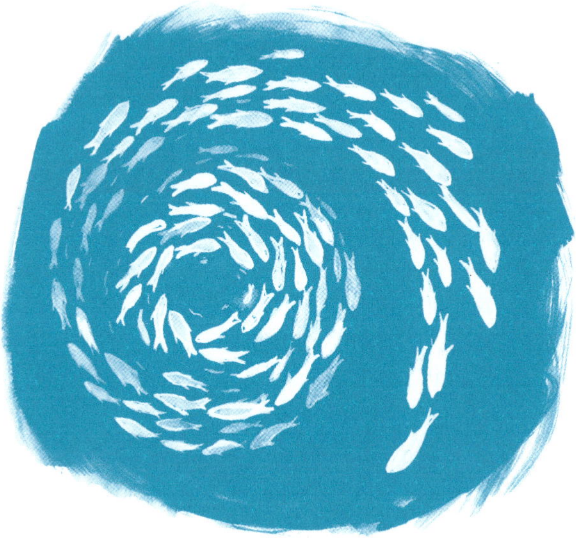

Wer das Meer verstehen will, muss die Wechselwirkungen zwischen Meer und Mensch verstehen, muss begreifen, wie wir miteinander verbunden sind.

Die Geschichte unserer Erde ist die Geschichte eines Planeten, der von Ozeanen bedeckt ist, von Quellen, Bächen, Kanälen und Flüssen, die alle irgendwann ins Meer fließen. Laut Dan Burgess von Wild Labs wird diese Tatsache „seltsamerweise ausgeblendet und unsichtbar in unserer modernen Kultur, in der wir den Ozean hinter Beton verbannen und digitalisieren wollen – frei nach dem Motto: aus den Augen, aus dem Sinn".

Geschichten über das Meer helfen uns dabei, Sinn zu finden, unsere Rolle auf der Welt zu begreifen und wieder Neugier und Staunen zu empfinden. Dies wiederum kann zu neuen Verbindungen, neuen Ideen und neuen Denkweisen im Zusammenhang mit dem Meer und unserer Beziehung zu ihm führen.

Wenn wir als Menschen das Meer besser verstehen, können wir verantwortungsvollere und vernünftigere Entscheidungen über unseren Umgang mit ihm treffen – und all den Wundern, der Schönheit und der Fülle, die es uns zu bieten hat.

Das Meer und unsere Gesundheit

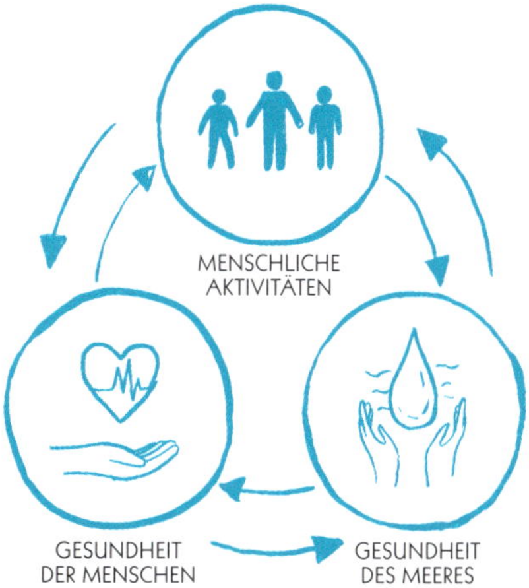

Das Meer tut viel für uns. Es reguliert das Klima, versorgt uns mit Essen, Wasser und der Luft, die wir zum Atmen brauchen. Unsere Gesundheit ist eng mit dem Meer verbunden. Diese einzigartige Beziehung steht im Zentrum einer neuen wissenschaftlichen Disziplin namens Oceans and Human Health (OHH; Meere und menschliche Gesundheit).

Sowohl in der Wissenschaft als auch in der Politik und Praxis wächst das Interesse dafür, wie das Meer unsere Gesundheit und unser Wohlbefinden beeinflusst. Forschende entdecken gerade erst, welche direkten Einflüsse der Kontakt zu gesunden Meeres- und Küstenökosystemen, sog. „Blue Spaces", auf uns haben kann. Zeit am Meer wird mit einer besseren Gesundheit, mehr Zufriedenheit und Vitalität sowie weniger Ängsten in Verbindung gebracht.

Das Meer kann aber auch gefährlich sein, und man sollte Risiken wie zum Beispiel Unwetter (S. 36), gefährliche Rippströmungen (S. 24) sowie von Menschen verschmutztes Meerwasser beachten.

Oceans and Human Health als Forschungsrichtung gibt uns die Möglichkeit, eine neue Perspektive auf unsere Beziehung zum Meer zu erlangen. Sie wirft einen ganzheitlichen Blick auf komplexe Probleme und humanisiert die Umweltkrisen.

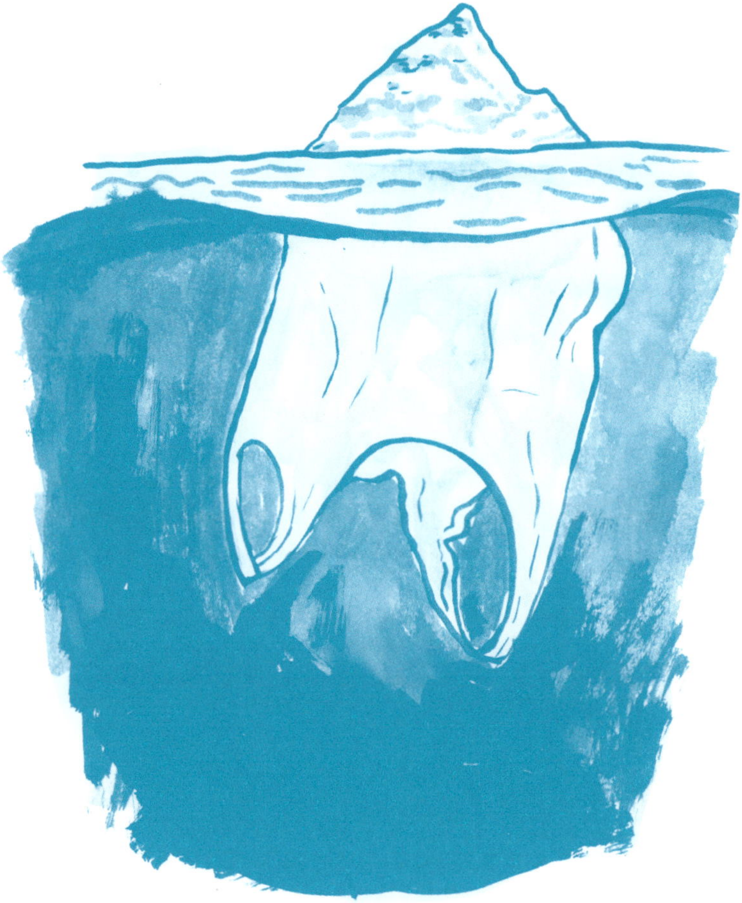

Das kranke Meer: Verschmutzung, Erwärmung und andere schädliche Einflüsse

Als jemand, der von Kindesbeinen an gesurft ist, fühle ich mich dem Meer zutiefst verbunden. Und ich mache mir große Sorgen über unsere wachsende Entfremdung von der Natur, insbesondere darüber, dass wir uns den Ozeanen, ihren Wundern und all den in ihnen lebenden Lebewesen immer weniger emotional verbunden fühlen. Einerseits sehnen wir uns danach, uns vom Meer reinigen zu lassen, den Stress und die Sorgen des Alltags an Land davonspülen zu lassen, andererseits vermüllen wir die Meere.

Trotz des Ausmaßes der Ozeane – sie bedecken rund 70 % der Erdoberfläche und sind an ihrer tiefsten Stelle fast 11 Kilometer tief – gibt es keinen Ort, an dem sie nicht von den wachsenden und sich gegenseitig beeinflussenden Auswirkungen von Klimawandel, Biodiversitätsverlust und direkteren schädlichen menschlichen Einflüssen betroffen wären, darunter Überfischung, Meeresbergbau, Schifffahrt und Treibhausgasemissionen. Das Einleiten von ungeklärten Abwässern setzt die Gesundheit von Badenden und Menschen aufs Spiel, die das Wasser für ihr tägliches Leben brauchen. Schlechte Wasserqualität kann zu Algenblüten führen, die sowohl uns Menschen als auch Wasserlebewesen gefährlich werden können. Ein weiteres, riesiges Problem ist die Vermüllung – über 80 % aller Landabfälle landen irgendwann im Meer, und Mikroplastik landet in der Nahrungskette.

All das vergrößert noch die wechselseitige Abhängigkeit von Meer und Mensch. Diese Dinge sind es, die meine Arbeit als maritime Soziologin begründen. Ich möchte, dass wir unsere Beziehung zum Meer besser verstehen, und versuche daher Wege zu finden, wie wir die Verbindung zum Meer wiederherstellen und vertiefen können.

Das Meer als Ort der Inklusion und Diversität

Bei meiner Forschungsarbeit zu der Verbindung zwischen Meeres- und menschlicher Gesundheit habe ich herausgefunden, wie viel wir Menschen daraus ziehen, Zeit am und im Meer zu verbringen. Aber nicht alle Menschen haben die Möglichkeit dazu, denn der Zugang zum Meer ist nicht gerecht verteilt.

Ob wir das Privileg haben, zu Freizeit- oder Therapiezwecken am Meer zu sein und es zu erleben, wird von verschiedenen Aspekten unserer Identität beeinflusst, darunter Gender, Sexualität, Ethnie und Ability. Auch gesellschaftliche Strukturen können hinderlich sein, so wie die systematische Marginalisierung von Minderheiten (zum Beispiel durch Rassismus und/oder Sexismus und/oder Ableismus) in der Berichterstattung über Wasseraktivitäten wie Schwimmen und Surfen. Dies kann dazu führen, dass diese Minderheiten an Stränden oder Surfspots als „Außenseiter" wahrgenommen und ausgeschlossen werden.

Der Strand als freier und vergnüglicher Ort ist eine weiße, westliche und privilegierte Sichtweise. In den USA wurde ab den 1920er-Jahren der freie Zugang zu Stränden für Schwarze Menschen beschränkt, und faktisch dauerte diese Segregation bis in die

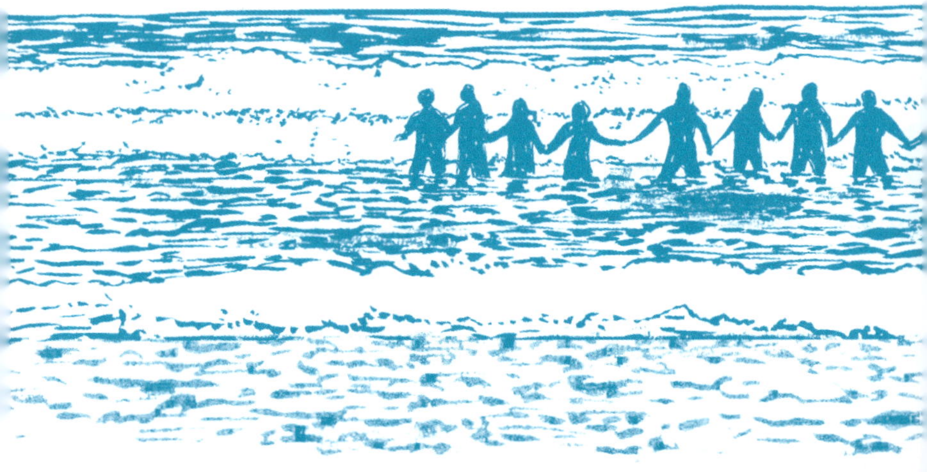

1960er-Jahre an. Schwarze Menschen mussten um den Zugang zur Küste und für freie Strände kämpfen. Solche historischen Unterdrückungsmuster können sich fortsetzen und unsichtbare Grenzen ziehen, insbesondere wenn es darum geht, wie wir lernen, über die Natur, das Draußensein und das Meer zu denken.

Um das Meer als einen gesundheitsförderlichen Ort wiederaufleben zu lassen, müssen wir Räume ohne Grenzen schaffen, Orte, an denen die Illusion eines Unterschieds abgebaut wird. 2020 organisierte die Gruppe *Black Girls Surf*, die sich für die Unterstützung von Mädchen und Frauen der Diaspora beim Surfen einsetzt, am Welttag der Ozeane (8. Juni) im Rahmen von *Black Lives Matter* und als Reaktion auf den Mord an George Floyd an hunderten Orten in den USA und auf der ganzen Welt Paddle-outs. Paddle-outs sind eine hawaiianische Tradition, bei der das Leben eines Menschen gefeiert und sein Tod betrauert wird. Die Paddle-outs im Rahmen von *Solidarity in Surfing* waren ein friedlicher Protest gegen die Polizeibrutalität und den Rassismus in den USA und dem Rest der Welt und sollten an die zahlreichen Schwarzen Opfer erinnern. Sie wollten zeigen, dass „Gemeinschaft die einzige Möglichkeit ist, etwas zu verändern" (Rhonda Harper, Gründerin von *Black Girls Surf*).

Die in diesem Buch vorgestellten Aktivitäten und Initiativen beschäftigen sich stets mit der Frage, wie der Kontakt mit dem Meer zu mehr Inklusion und Gleichheit führen kann (s. S. 54–69).

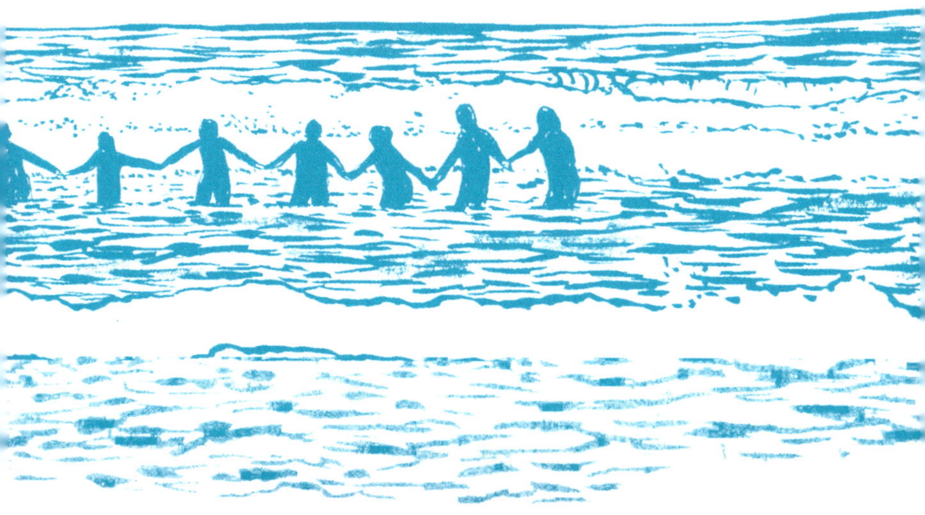

SeaSisters: Frauen und Mädchen fördern

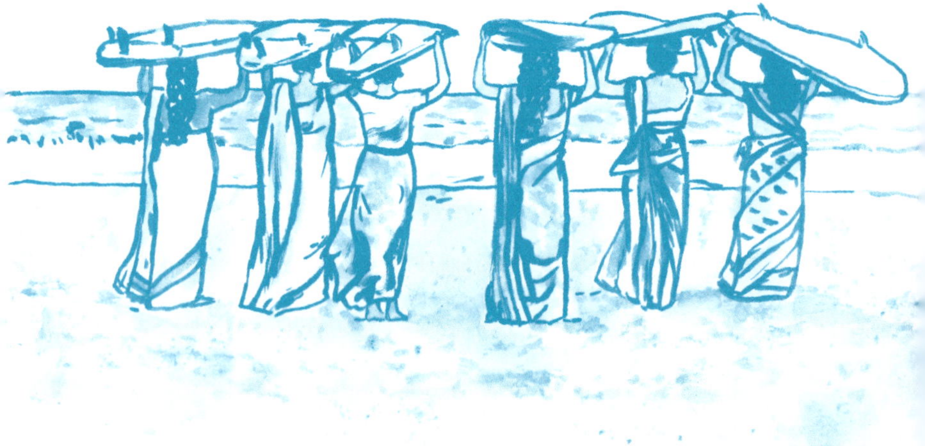

Immer noch brauchen wir in allen Bereichen, die mit dem Meer zusammenhängen, global koordinierte Maßnahmen, um das Ziel Gender Equality und eine Stärkung der Frauen- und Mädchenrechte zu erreichen. Schwarze Frauen, Frauen anderer ethnischer Minderheiten und Frauen aus sich entwickelnden Ländern sind stärker von Ungleichheiten betroffen. Die Organisation der Vereinten Nationen für Erziehung, Wissenschaft und Kultur (UNESCO) definiert Gender Equality als die gleiche gesellschaftliche Wertschätzung der Ähnlichkeiten und Unterschiede von Männern und Frauen und ihren Rollen.

Frauen sind mit größerer Wahrscheinlichkeit von schnellen Umweltveränderungen und dem Klimawandel betroffen, was besonders in Küstenregionen kritische Ausmaße annehmen kann. Bei dem Tsunami in Asien im Dezember 2004 starben viermal mehr Frauen als Männer. In manchen Gegenden machten Frauen sogar 80 % der Todesfälle aus. Als Reaktion auf diese Umstände setzen sich heute Frauen auf der ganzen Welt dafür ein, eine Zeitenwende beim Thema Gender Equality einzuläuten.

Sri Lanka ist zwar ein beliebtes Reiseziel für Surfende, aber die unausgesprochene Regel, dass man als sri-lankische Frau nicht surft, hält sich hartnäckig. Neue Frauenbewegungen kämpfen gegen dieses Stereotyp. 2018 wurde der erste komplett weibliche Surfclub Sri Lankas gegründet, *Arugam Bay Girls Surf Club*, und kurz darauf wurde die Initiative *SeaSisters* ins Leben gerufen.

SeaSisters setzt sich für den Schutz der Meere ein, ist aber vor allem ein Schwimm- und Surfprogramm, das Frauen und Mädchen mit den grundlegenden Fähigkeiten ausstatten will, die sie brauchen, um das Meer sicher genießen zu können. Im Zentrum ihrer Arbeit steht der Glaube daran, dass das Meer uns alle zusammenbringen kann und dass wir alle von mehr Diversität und den gleichen Möglichkeiten für alle Geschlechter profitieren. Surfen und Schwimmen werden von der Initiative als Werkzeuge des sozialen Wandels gesehen. Sie sollen einen Safe Space ermöglichen, damit Frauen und Mädchen das Meer genießen und festgefahrene Gender-Denkweisen in Sri Lanka in Frage stellen können.

„Im Meer fühle ich mich frei. Ich vergesse alles. Da sind nur noch ich und die Wellen."
– Sanu, Teammitglied von *SeaSisters*

Eine engere und positivere Beziehung zum Meer erlaubt es den Frauen und Mädchen, das eigene Wissen über das Meer zu erweitern und zu Botschafterinnen zu werden. So können sie das Bewusstsein über Umweltprobleme vergrößern und nachhaltigere Verhaltensweisen in ihre Communitys tragen.

SeaSisters bietet außerdem Unterstützung und finanzielle Förderung für lokale, von Frauen geführte Sozialunternehmen, die dann wiederum das Schwimm- und Surfprogramm unterstützen. Bei *SeaSisters* wird dieser Mechanismus, bei dem sowohl Jobs als auch die Möglichkeit zum Schwimmen und Surfen geschaffen werden, als „Double Empowerment" bezeichnet.

Die Liebe zum Meer

Trotz der direkten Verbindung zwischen unserer Gesundheit und der Gesundheit der Ozeane existiert eine klare, künstlich erschaffene Grenze zwischen Gesellschafft und Meer. Immer mehr Menschen leben in städtischen Kontexten, verbringen zunehmend Zeit drinnen und sitzen länger. Wir verlieren den Kontakt zu der Welt um uns herum. Diese emotionale Entfremdung hat ernsthafte Konsequenzen für die Gesundheit – unsere und die unseres blauen Planeten. Um emotional wieder auf eine Wellenlänge mit der Natur zu gelangen, brauchen wir neue Geschichten und Erfahrungen, die erklären und zelebrieren, was das Meer so wichtig und einzigartig macht.

Im Meer sind wir Menschen lediglich Gäste an einem Ort voller Leben. Bis dato wurden knapp 230.000 Arten von Meereslebewesen entdeckt, von mikroskopischen Algen bis hin zu gigantischen Blauwalen. Viele weitere Arten müssen erst noch entdeckt werden. Gemeinsam bilden all diese Tiere wichtige Ökosysteme, die zu einem reibungslosen Ablauf der natürlichen Prozesse unserer Erde beitragen und uns Nahrung, Wasser und Sauerstoff schenken, das Wetter regulieren und uns vor den schlimmsten Auswirkungen von Unwettern und Klimawandel schützen. Alles Leben im Meer hat dieselbe Aufmerksamkeit und denselben Respekt verdient, die wir auch menschlichen Gastgebern entgegenbringen würden.

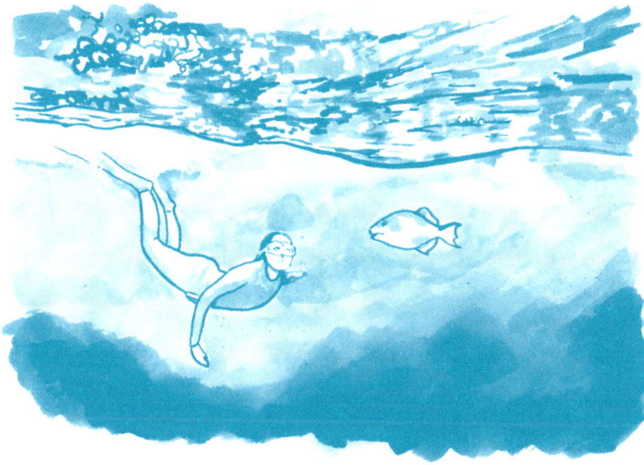

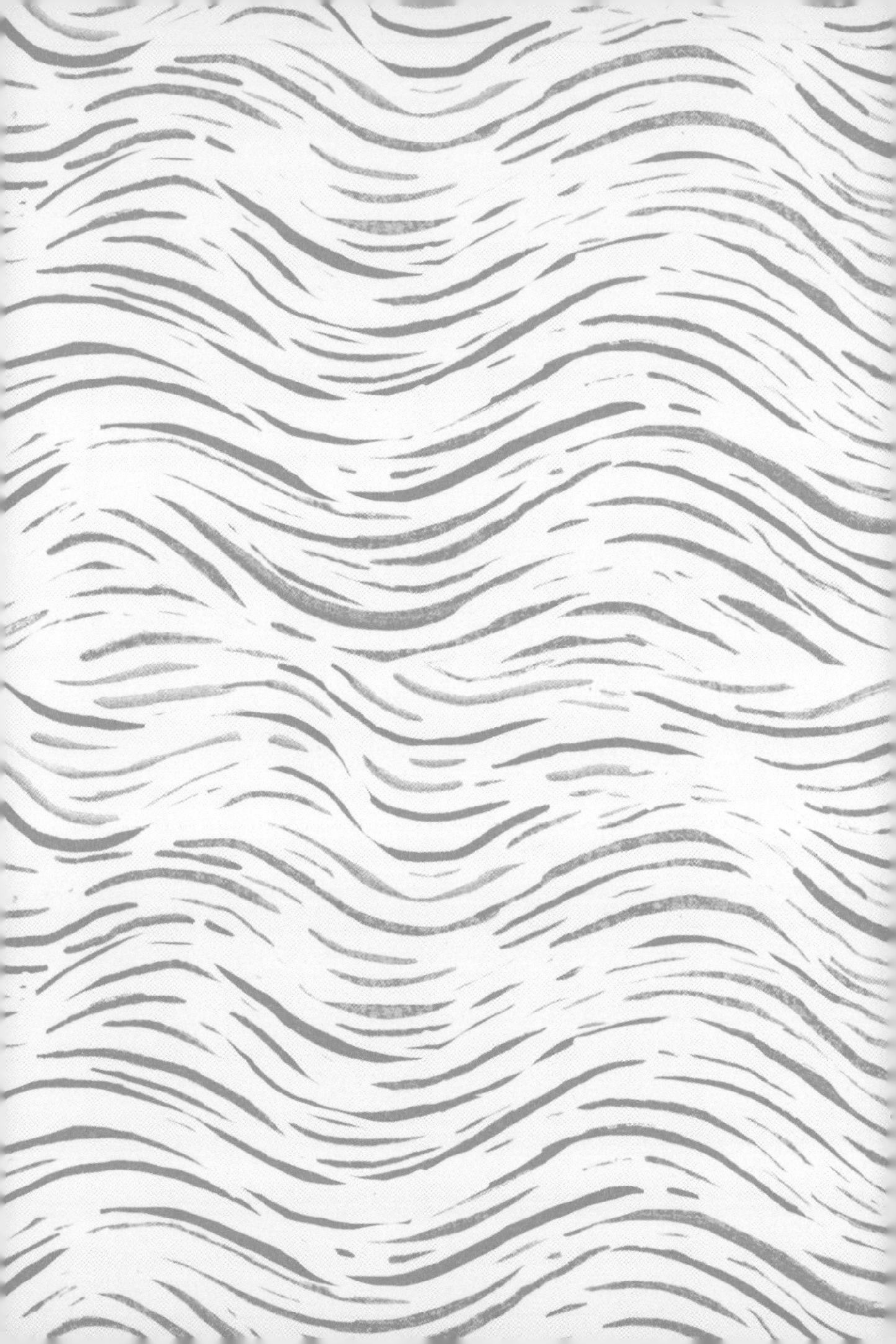

Das Meer lesen

Wer das Meer zu lesen weiß, kann seine Kraft besser verstehen und respektieren und sicherer mit ihm interagieren. Das Meer zu lesen bedeutet, Zeit am Meer zu verbringen und es zu beobachten, seine Launen, Energien und Muster zu bemerken, seine Gezeitenbewegung und Wellentypen. Jeder Küstenabschnitt und jeder Strand hat Eigenschaften, die ihn einzigartig – und manchmal gefährlich – machen. Wenn wir uns Zeit nehmen, das Meer kennenzulernen, entwickeln wir eine tiefergehende Wertschätzung für all seine Gaben. Außerdem lernen wir, wie wir potenzielle Gefahren erkennen können und erfahren mehr über unsere eigenen Grenzen, was uns einen sichereren Umgang mit dem Wasser erlaubt.

1

Wellen

Wellen werden vom Wind geformt. Ihre komplexe Schönheit erinnert uns daran, dass die Natur von unsichtbaren Kräften bestimmt wird: Die Reibung zwischen Sturmwinden und der Wasseroberfläche auf dem offenen Ozean erzeugt Energie, die für eine Kräuselung des Wassers sorgt. Diese wird immer stärker, bis sie sich als mächtige Dünung über das Meer schiebt und irgendwann auf ein Kontinentalschelf oder flache Küstenbereiche trifft.

Wellen sind kein sich bewegendes Wasser. Während sich Energie durch das Wasser fortpflanzt, regt sie Wassermoleküle an, sich an Ort und Stelle zu drehen – nicht aber, sich gemeinsam mit der Welle zu bewegen. Die Bathymetrie (die Tiefe des Meers und Form des Meeresbodens) führt dazu, dass sich die diese Energie mit der Zeit zu Wellen formt – das Wasser bäumt sich auf, wird steiler, krümmt und bricht sich und trifft letztendlich auf die Küste.

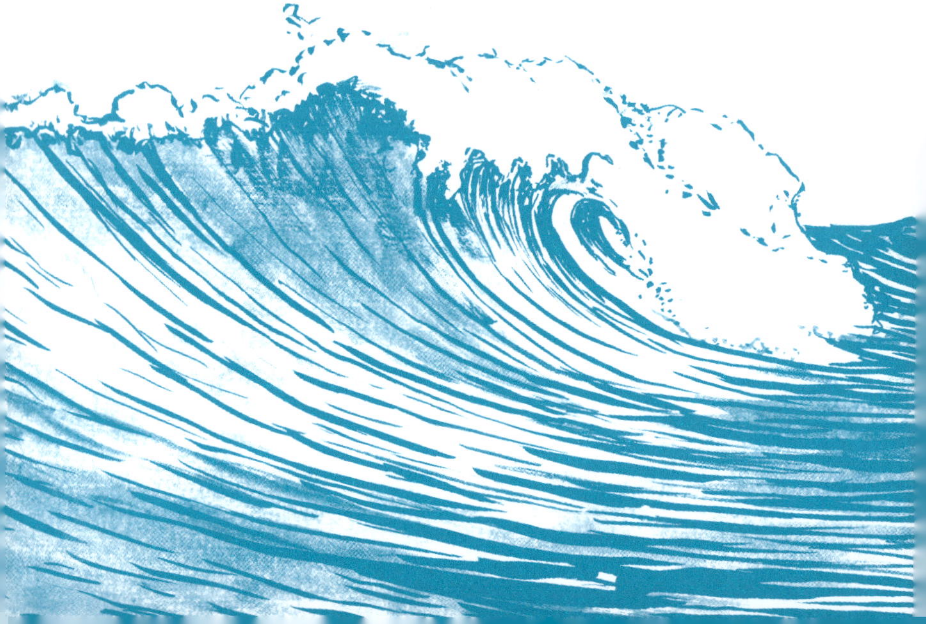

Wellentypen

Jede Welle ist einzigartig. Es gibt aber Eigenschaften, die manche Wellen teilen. Die Form der jeweiligen Wellen verändert sich stetig und hängt von den Gezeiten, der Windrichtung und der Bewegung des Sandes ab.

Reflexionsbrecher treten an sehr steil abfallenden Stränden auf. Sie treffen ans Ufer, ohne in dem Stück davor, das als Auflaufzone bezeichnet wird, viel Energie zu verlieren. Ein Teil der Energie – der Rückstrom – fließt zurück ins Meer.

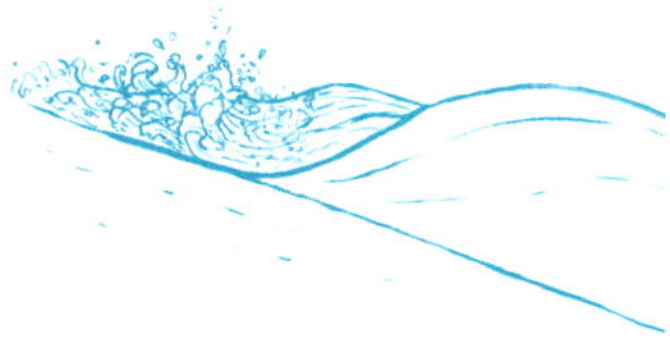

Schwallbrecher sind typisch für sanft abfallende Strände. Der Wellenkamm ergießt sich auf den Wellenhang.

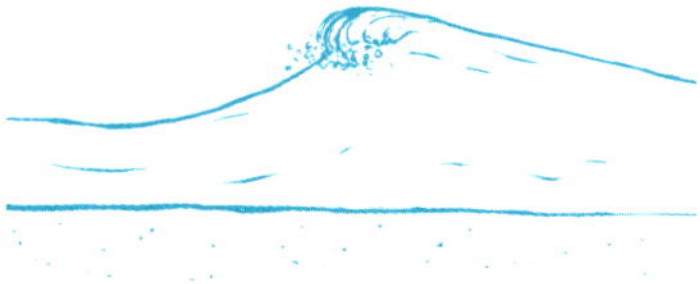

Sturzbrecher treten an Orten auf, an denen tieferes Wasser sehr plötzlich in flacheres Wasser übergeht. Die Energie der Welle unter Wasser verringert sich, und der Wellenhang wird konkaver bzw. hohler. Der Wellenkamm neigt sich nach vorne und lässt eine in Surfkreisen als Tube bezeichnete Röhre entstehen.

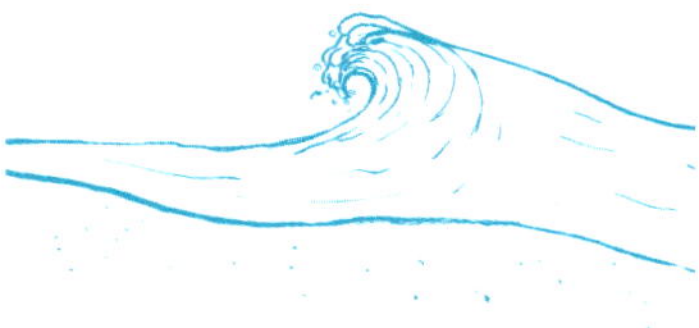

Wenn du das nächste Mal am Meer bist, versuch, die dort eintreffenden Wellen zu klassifizieren. Verändern sie ihre Form mit der Zeit und mit wechselnden Bedingungen (Wind, Dünung, Gezeiten)?

2

Gezeiten

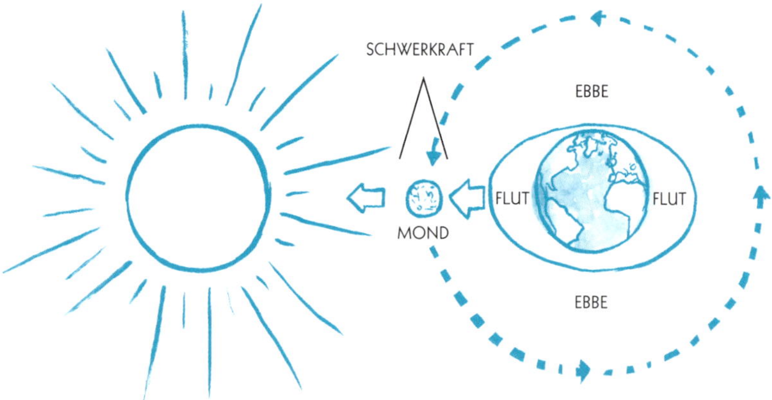

„Mit unseren erdgebundenen Sinnen werden weder du noch ich jemals den Schaum und das Sicherheben der Flut so erleben wie die Krabbe, die im Gezeitentümpel unter dem Seegras Schutz sucht …“
– Rachel Carson, *Undersea*

Die Gezeiten sind das Phänomen, das dafür sorgt, dass das Meer sich täglich zur Küste hinschiebt und wieder davon entfernt. Bei Niedrigwasser können wir einen kurzen Blick darauf erhaschen, was das Wasser normalerweise verbirgt – Gezeitentümpel, Watt und einige Arten der maritimen Flora und Fauna treten zutage, bevor sie wieder von der auflaufenden Flut bedeckt werden.

Ebbe und Flut werden vom Mond verursacht. Die Schwerkraft, die der Mond auf die Erde ausübt, lässt die sogenannte Gezeitenkraft entstehen. Durch diese Kraft wölbt sich der Ozean an der dem Mond zugewandten Erdseite zu ihm hin und an der gegenüberliegenden Erdseite von ihm weg. Diese „Wölbungen" sind das Hochwasser, also die maximale Höhe des Meeresspiegels an einem Ort. Die beiden Wölbungen ziehen das Wasser aus dem Rest der Ozeane und verursachen dort Niedrigwasser, also den niedrigsten Stand des Meeresspiegels.

Da die Erde sich unter den Wölbungen dreht, erleben die meisten Orte auf der Welt zweimal am Tag eine Flut und zweimal am Tag eine Ebbe. Es ist fast so, als würden die Ozeane sanft ein- und ausatmen. Und nicht nur die Ozeane. Alles Wasser der Erde wird von der Schwerkraft des Mondes angezogen – Seen, Wasser in einem Glas, selbst unsere eigenen Körper –, doch das Ausmaß ist so gering, dass wir es nicht wirklich bemerken.

Auch die Schwerkraft der Sonne beeinflusst die Gezeiten. Die größten Gezeitenunterschiede treten auf, wenn Sonne, Mond und Erde in einer Linie stehen (zu Neu- oder Vollmond, etwa alle zwei Wochen). Dann ist die Schwerkraft, die auf das Wasser wirkt, am größten, und es entstehen sogenannte Springtiden mit sehr hohen Hochwassern und sehr niedrigen Niedrigwassern. Zwischen Neu- und Vollmond wirkt die Schwerkraft der Sonne als Gegengewicht zur Schwerkraft des Mondes und lässt sogenannte Nipptiden entstehen, also Gezeiten mit einem sehr geringen Tidenhub.

Behalte immer die Gezeiten im Hinterkopf, wenn du an Küsten unterwegs bist, damit du nicht von der auflaufenden Flut überrascht wirst. Das gilt insbesondere, wenn du nach Gezeitentümpeln suchst (s. S. 80). Ich empfehle, immer einen lokalen Tidenkalender dabei zu haben.

Um die Gezeiten besser zu verstehen und das Vergehen der Zeit auf eine besondere Art und Weise zu dokumentieren, kannst du bei Niedrigwasser an den Strand gehen und in regelmäßigen Abständen Markierungen (in Form von Steinen oder Stöcken) zwischen Ebbe- und Flutlinie platzieren. Letztere erkennst du als Linie aus Seegras, Schaum, Treibholz und anderem Treibgut, die eine vorherige Flut angespült hat. Miss die Zeit, wie lange es dauert, bis das Wasser die einzelnen Markierungspunkte erreicht.

3

Rippströmungen

Für einen sicheren Aufenthalt am Meer solltest du wissen, was Rippströmungen sind, wie du sie erkennen kannst und was du tun solltest, falls eine dich erfasst.

Was ist eine Rippströmung?

Rippströmungen, auch Brandungsrückströme genannt, sind kraftvolle und schnelle Strömungen, die in Küstenbereichen auftreten – du kannst sie dir wie unsichtbare Flüsse im Meer vorstellen.

Es gibt viele verschiedene Arten von Rippströmungen, die sich nach den an ihnen beteiligten Kräften kategorisieren lassen. In der Regel braucht es zur Entstehung von Rippströmungen brechende Wellen. Durch sie türmt sich das Wasser am Ufer immer mehr auf. Dieses Wasser sucht sich dann den Weg des geringsten Widerstandes, um zurück ins Meer zu fließen – und eine Rippströmung entsteht. Oft befinden sich Rippströmungen in der Nähe eines Kanals am Strand oder eines Durchbruchs in einer Sandbank kurz vor der Küste. Auch an festen Strukturen wie Pieren, Stegen, Anlegestellen oder Klippen können Rippströmungen entstehen.

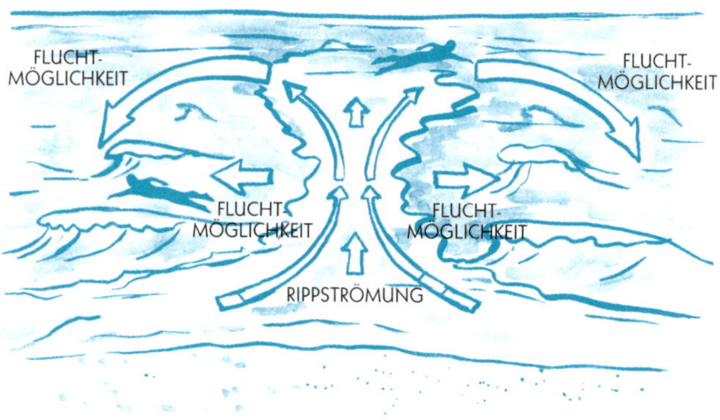

An manchen Stränden gibt es keine Rippströmungen, an manchen kommen und gehen sie. Die Wahrscheinlichkeit für Rippströmungen steigt mit der Größe der sich brechenden Wellen, einem steilen Ufer und einem größeren Tidenhub.

Rippströmungen erkennen

Rippströmungen lassen sich leichter erkennen, wenn du von einem erhöhten Punkt aus auf die Küste hinab blickst. Halte nach einer Stelle Ausschau, an der das Wasser tiefer und dunkler ist, an der weniger Wellen brechen, an der sich die Wasseroberfläche kräuselt, obwohl sie in der Umgebung glatt ist, und an der Treibgut aufs Meer hinaus getragen wird. Auch schaumiges, anders gefärbtes und sandiges Wasser, das du hinter den Wellen siehst, kann ein Hinweis sein. Nicht alle Rippströmungen lassen sich anhand dieser Zeichen ausmachen und nicht alle Rippströmungen lassen sich gleich gut erkennen. Am besten fragst du, bevor du ins Wasser gehst, die Badeaufsicht oder jemanden, der sich mit dem Strand auskennt, nach versteckten Strömungen.

Aus einer Rippströmung entkommen

Zuallererst: Keine Panik. Versuche niemals, gegen die Strömung anzuschwimmen – sie ist stärker als du, und bei dem Versuch, gegen sie anzuschwimmen, wirst du dich nur unnötig verausgaben.
Im schlimmsten Falle riskierst du eine totale Erschöpfung. Die meisten Rippströmungen sind nicht breiter als 30 Meter, und du kannst aus ihnen entkommen, indem du parallel zur Küste schwimmst.
Falls dir das nicht gelingen sollte, leg dich auf deinen Rücken, und lass dich ans Ende der Strömung treiben, das sich normalerweise 10 bis 100 Meter vor der Küste befindet. Falls du von dort aus nicht aus eigener Kraft zurückschwimmen kannst, mach auf dich aufmerksam: Dreh dich zur Küste, winke, und ruf um Hilfe.
Auf den nächsten Seiten findest du weitere wichtige Sicherheitshinweise.

4

Deinen Strand und deine Grenzen kennen

Am Meer zu sein ist ein wunderbares Gefühl und kann uns sowohl neue Energie geben als auch uns beruhigen. Aber es gibt ein paar wichtige Dinge, auf die du im Interesse deiner eigenen Sicherheit achten solltest. Die nachfolgende Liste ist zwar keineswegs erschöpfend, aber je mehr du über das Meer lernst und es verstehst, desto sicherer und selbstbewusster wirst du dich in seiner Nähe fühlen.

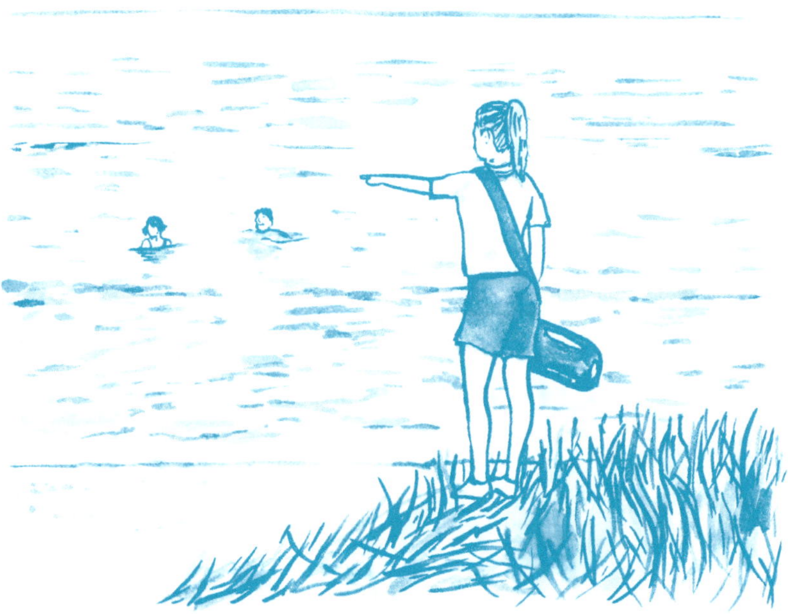

Freunde dich mit dem Meer an

Es ist unfassbar wichtig, dass du dich so gut wie möglich über die Bedingungen vor Ort informierst – Wassertemperatur, Gezeiten, Wettervorhersage und Rippströmungen –, bevor du an die Küste gehst. Gehe niemals an einer Stelle ins Wasser, die du nicht kennst, ohne vorher mit einer Badeaufsicht oder Ortskundigen wie einer Surfschule oder dem lokalen Schwimmverein gesprochen zu haben.
Sei dir außerdem deiner eigenen Grenzen bewusst. Schwimme niemals alleine oder zu weit raus, und achte auf Rippströmungen (s. S. 24).

Kaltwasserschock und Atem

Wasser gilt als kalt, sobald es eine Temperatur von 15 °C unterschreitet. Kaltes Wasser kann folgenschwere Auswirkungen auf deinen Atem und deinen Bewegungsapparat haben. Ein plötzliches Eintauchen kann eine unregelmäßige Atmung auslösen: Auf unkontrolliert kurze Atemzüge folgt schnell Hyperventilation. Achte deshalb darauf, dass du immer nur langsam in kaltes Wasser gehst und nur kurze Zeit darin verbringst, um deinen Körper daran zu gewöhnen. Nimm dir einen Moment Zeit, und spritz dir etwas Wasser ins Gesicht, bevor du in kaltes Wasser hineinspringst. Atme ruhig und kontrolliert. Es dauert in der Regel weniger als eine Minute, bis die sofortigen Auswirkungen von kaltem Wasser abklingen. Machst du das regelmäßig, baut dein Körper mit der Zeit eine gewisse Toleranz auf und kaltes Wasser macht dir weniger aus.

Sonne und UV-Strahlen

Die UV-Strahlen der Sonne verursachen Sonnenbrand – auch an bewölkten Tagen. Trage deshalb eine Sonnenbrille, einen Hut, und verwende eine rifffreundliche (s. S. 132) Sonnencreme mit einem hohen Lichtschutzfaktor (LSF), um dich zu schützen. Achte außerdem darauf, genug zu trinken, um Hitzeerschöpfung vorzubeugen.

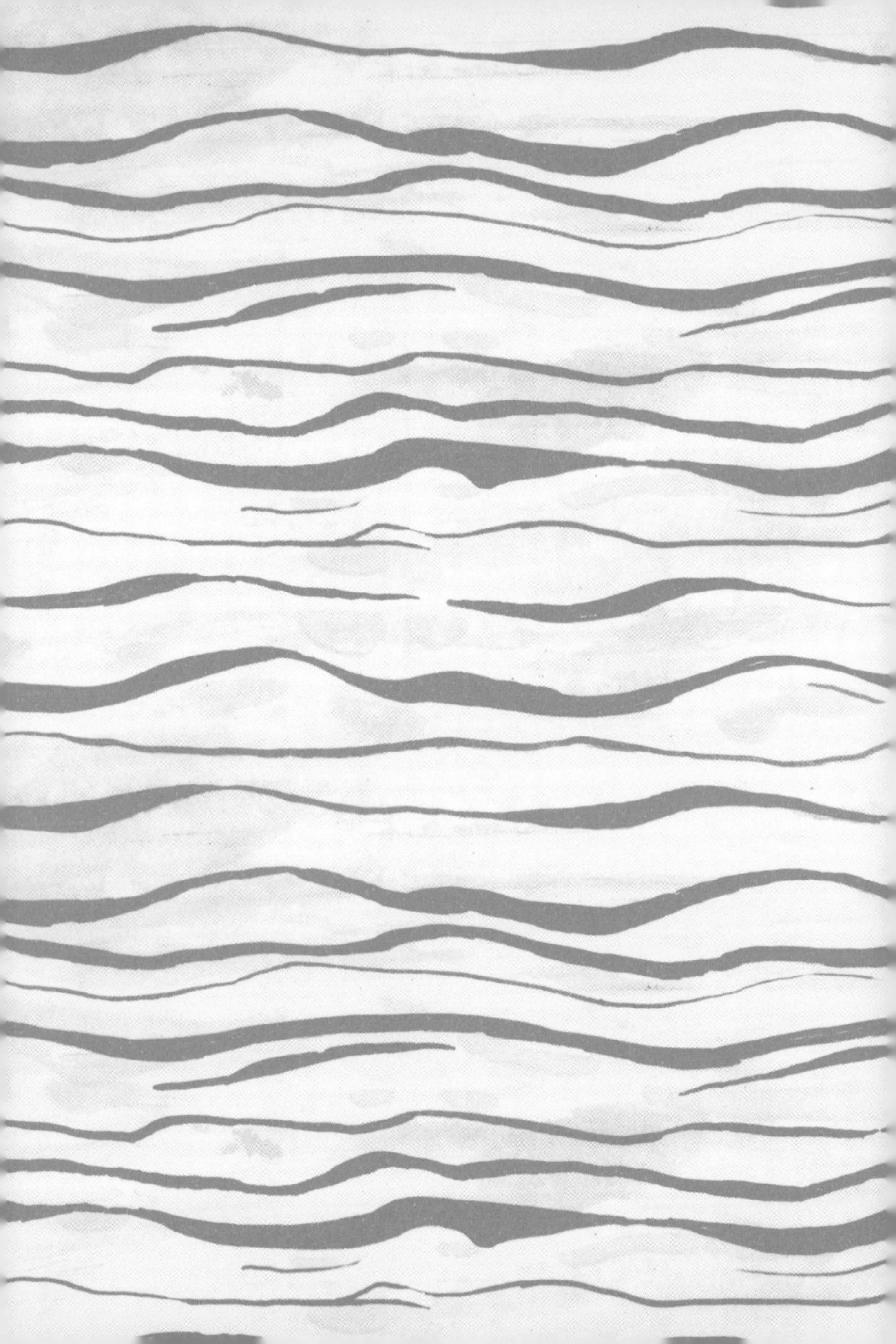

Was das Meer für uns tut

Das Meer ist die Quelle allen Lebens auf diesem Planeten. Das Meer tut so viel für uns und beeinflusst und beschenkt jeden einzelnen Menschen auf der Erde, unabhängig davon, ob dieser schon mal am Meer war oder nicht. Von der Luft, die wir atmen, dem Wasser, das wir trinken und zum Nahrungsanbau nutzen, über aus dem Meer gewonnene Arzneistoffe bis hin zur Wetterregulierung und dem Abfangen der schlimmsten Auswirkungen des Klimawandels – das Meer trägt auf vielfältige Weise zu unserer Gesundheit und unserem Wohlbefinden bei.

5

Unser Lebenserhaltungssystem

Der Ozean ist unser Lebenserhaltungssystem und spielt eine wichtige Rolle im Wasserkreislauf und als Produzent wertvoller Lebensmittel.

Die Sonne erwärmt das Meerwasser und lässt es verdunsten. Der Wasserdampf kühlt sich auf seinem Weg in die Atmosphäre ab und bildet Wolken, aus denen das Wasser in Form von Regen zurück auf die Erde fällt. Alles Regenwasser, das wir zum Trinken und zum Essensanbau verwenden, war irgendwann einmal Meerwasser.

Dein eigener Mini-Wasserkreislauf

- Fülle eine wiederverwendbare verschließbare Tüte mit etwas Wasser.
- Füge blaue Lebensmittelfarbe hinzu, um deinen eigenen Ozean zu erschaffen, und sorge dafür, dass die Tüte luftdicht verschlossen ist.
- Nimm die Tüte an einem sonnigen Tag mit an den Strand.
- Häng die Tüte auf oder sorge dafür, dass das obere Ende der Tüte aufrecht steht (bspw. mithilfe eines Stocks). Lass für ein paar Stunden die Sonne auf die Tüte scheinen.
- Bildet sich Kondenswasser? An der Innenseite der Tüte sollten sich kleine Wassertropfen gebildet haben und mit der Zeit als Miniaturregen zurück in das blaue Wasser am Boden der Tüte fallen.
- Fällt dir auf, dass die Tropfen nicht blau sind? Die Lebensmittelfarbe ist schwerer als das Wasser und verdampft nicht – wie das Salz im Meerwasser.
- Vergiss nicht, deine Tüte wieder mit nach Hause zu nehmen!

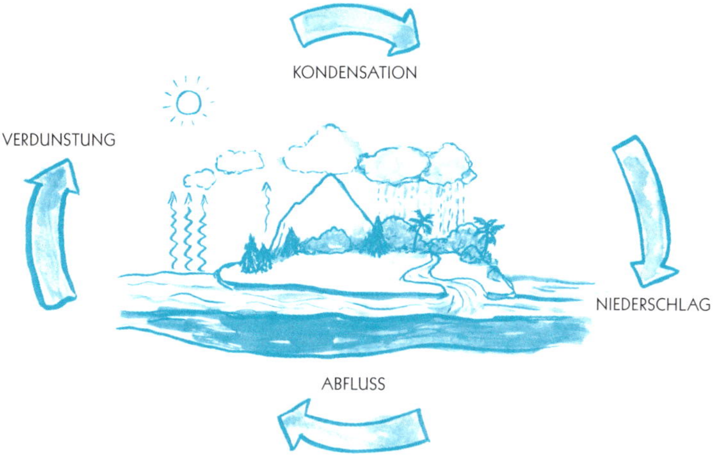

Nahrungsmittel aus dem Meer enthalten wichtige Vitamine und sind reich an Omega-3-Fettsäuren, welche unser Körper nicht selbst herstellen kann. Global gesehen macht Fisch 17 % des tierischen Eiweißes aus, das wir verzehren. Der Lebensunterhalt von mehr als drei Milliarden Menschen hängt von der Biodiversität unserer Meere und Küsten ab.

Aber ausbeuterische und nicht nachhaltige Fangpraktiken haben zu Überfischung und einer Zerstörung maritimer Lebensräume geführt. Etwa 80 % der weltweiten Fischbestände befinden sich entweder auf einem bedenklich niedrigen Niveau oder an der Grenze zum Kollaps. Die Zahl großer Raubfische wie Thunfisch und Hai, die normalerweise dazu beitragen, dass das Ökosystem Meer im Gleichgewicht ist, hat dramatisch abgenommen. Manche Spezies sind vom Aussterben bedroht. Auch Umweltverschmutzung ist ein großes Problem – Plastik, Schwermetalle und Chemikalien gelangen über das Meer in die Nahrungskette und stellen so nicht nur eine Gefahr für die Meerestiere, sondern auch für unsere eigene Gesundheit dar.

Um etwas gegen diese Entwicklungen zu tun, sollten wir ausschließlich nachhaltig gefangenen Fisch und nachhaltige Meeresfrüchte von lokalen, verantwortungsvollen Fischereibetrieben (s. S. 128) kaufen und essen, Einmalplastik vermeiden und unseren Müll verantwortungsvoll recyceln.

6

Klimaregulierung

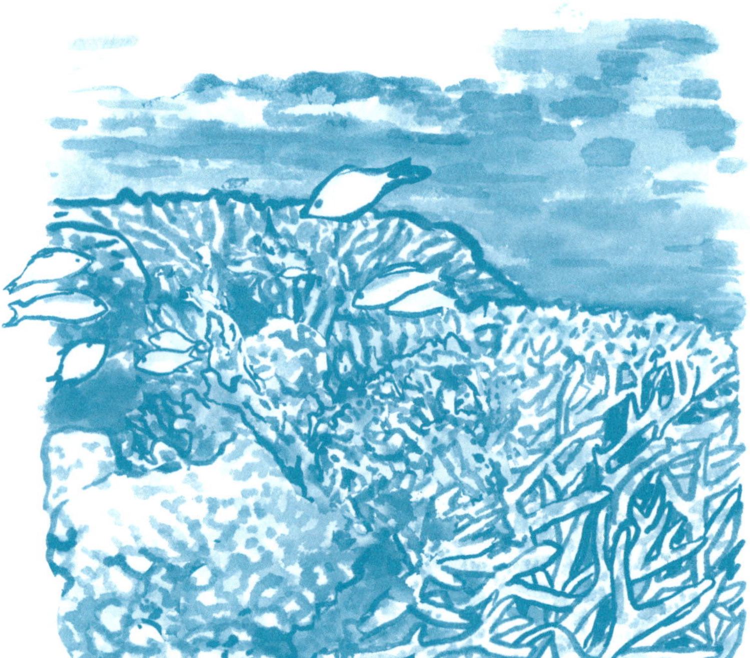

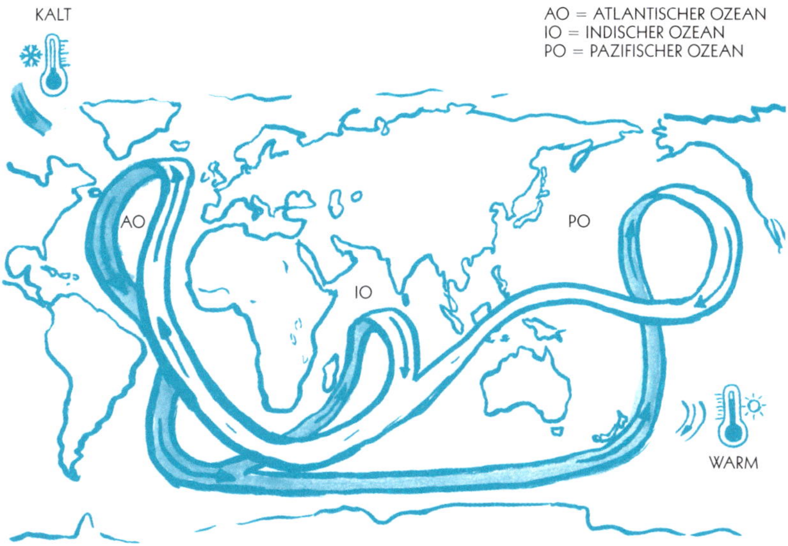

Gesunde Ozeane sind wie eine gut funktionierende, natürliche Klimaanlage für den Planeten. Sie helfen dabei, die Temperatur und das Wetter zu regulieren. Meeresströmungen zirkulieren durch die Ozeane und verteilen dabei das von der Sonne aufgewärmte Wasser. Sie sind eine Verbindung zwischen den extremen Temperaturen der Pole und des Äquators und sorgen mit dafür, dass ein Großteil der Erde bewohnbar ist. Das Meer schützt uns auch vor den schlimmsten Konsequenzen des Klimawandels, indem es den von Treibhausgasen ausgelösten Temperaturanstieg teilweise dämpft. Aber ebendiese Rolle als globaler Vermittler könnte dem Meer zum Verhängnis werden. Die Wassertemperaturen steigen in einem besorgniserregenden Tempo, was das Eis an den Polen schmelzen und den Meeresspiegel steigen lässt. Die Ozeane haben so viel Kohlenstoffdioxid aus der Atmosphäre aufgenommen, dass sie saurer geworden sind. Dies ist fatal für viele Meereslebewesen – kalkhaltige Muscheln und Schneckenhäuser lösen sich auf, und Korallenriffe werden zerstört.

Das Beste, was du für die Gesundheit der Ozeane tun kannst, ist, deinen CO_2-Fußabdruck zu senken. Wechsle zu einem Ökostromanbieter, kauf regional ein, und pflanz Bäume (s. S. 124–141 für weitere Ideen).

7

Luft zum Atmen

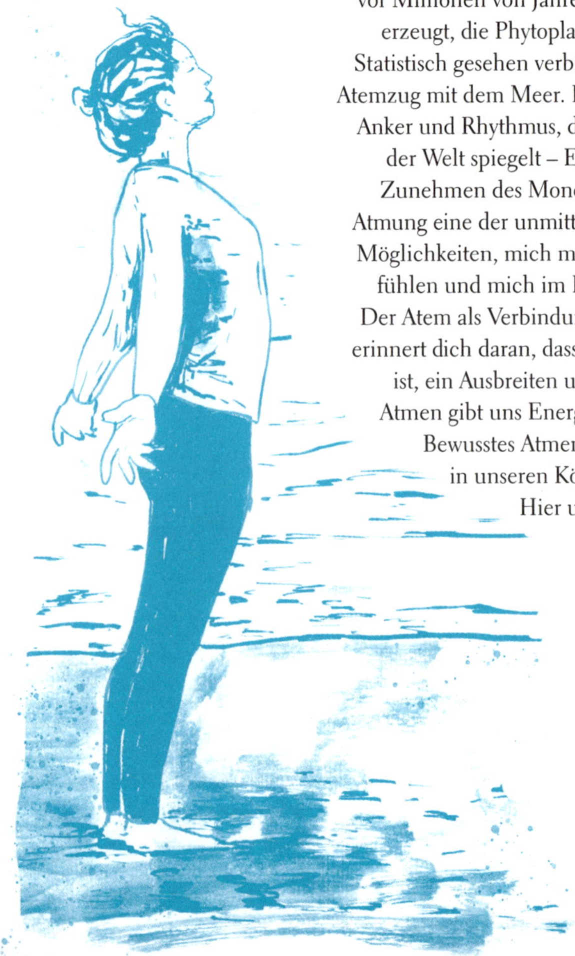

Zwischen 50 und 80 % des Sauerstoffs in der Erdatmosphäre stammt aus den Meeren – er wurde vor Millionen von Jahren von Meeresorganismen erzeugt, die Phytoplankton genannt werden. Statistisch gesehen verbindet uns also jeder zweite Atemzug mit dem Meer. Der Atem ist wie ein innerer Anker und Rhythmus, der die natürlichen Zyklen der Welt spiegelt – Ebbe und Flut, Ab- und Zunehmen des Mondes. Für mich ist meine Atmung eine der unmittelbarsten und kraftvollsten Möglichkeiten, mich mit mir selbst verbunden zu fühlen und mich im Hier und Jetzt zu erden. Der Atem als Verbindungsstück. Er ist immer da, erinnert dich daran, dass das Leben Ebbe und Flut ist, ein Ausbreiten und Zusammenziehen. Atmen gibt uns Energie und wirkt reinigend. Bewusstes Atmen bringt uns zurück in unseren Körper, zurück ins Hier und Jetzt.

Eine Atemübung für deinen nächsten Besuch am Meer

1. Lenke deine Aufmerksamkeit auf deinen Atem und spüre, wie er sich anfühlt, ohne ihn irgendwie verändern zu wollen.

2. Atme jetzt vier Sekunden lang durch die Nase in den Bauch ein (diese Atmung wird auch von Babys genutzt und ist etwa 20 % energieeffizienter als die Brustatmung).

3. Halte kurz zwischen Ein- und Ausatmen inne …

4. Atme sechs Sekunden lang aus dem Bauch heraus durch die Nase aus.

5. Wiederhole diese Übung neunmal oder so lange, wie du möchtest.

Falls deine Gedanken abdriften, lenk sie einfach wieder zurück zu deinem Atem.

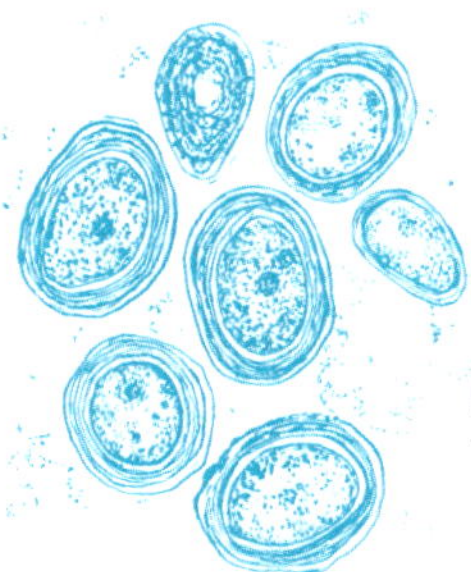

• FAKT MIT STAUNFAKTOR •

Die Phytoplankton-Art *Prochlorococcus* ist so klein, dass sie in einen einzigen Wassertropfen passt. In manchen Regionen des Ozeans befinden sich über 100.000 Zellen in nur einem Milliliter Meerwasser. Trotz seiner geringen Größe ist dieses Phytoplankton für die Produktion von Tonnen von Sauerstoff verantwortlich. Die National-Geographic-Forscherin Dr. Sylvia A. Earle schätzt, dass *Prochlorococcus* den Sauerstoff für jeden fünften unserer Atemzüge bereitstellt.

8

Schutz vor Unwettern

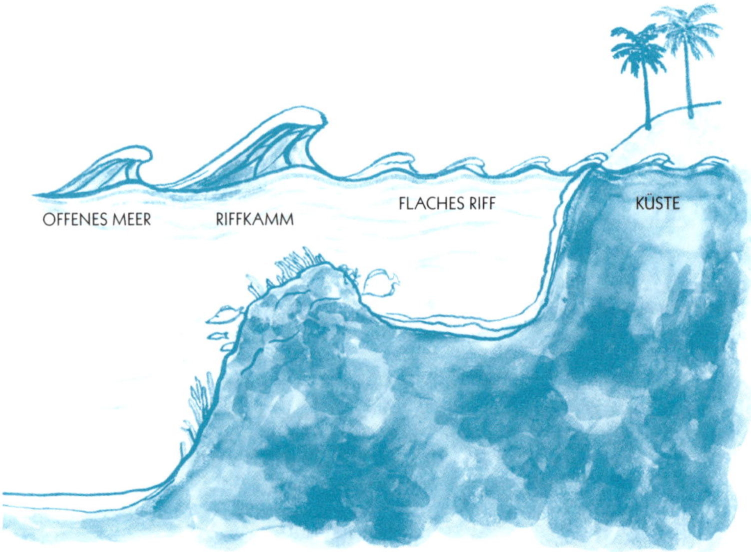

Nie war es wichtiger, Küsten- und Meereslebensräume zu schützen und wiederherzustellen – denn sie können an Küsten lebende Menschen vor den zerstörerischsten Auswirkungen des Klimawandels schützen, besonders vor schlimmen Unwettern und Überflutungen.

Küstenökosysteme wie Marschland, Feuchtgebiete, Seegras- und Seetangwälder und Mangroven bieten nicht nur einen guten und kostengünstigen Schutz vor Unwettern und Überflutungen, sondern absorbieren pro Hektar auch bis zu zweieinhalbmal mehr Kohlenstoffdioxid als Wälder.

Korallenriffe sind die biodiversesten Ökosysteme unseres Planeten und bieten unzähligen und komplexen Artenverbänden einen Lebensraum. Noch dazu fungieren sie als wichtige Barrieren. Sie schützen niedrigliegende Inseln und Küsten vor Stürmen, Fluten und Erosion, indem sie Wellenenergie abfangen und für kleinere Wellen sorgen. Dadurch werden potenzielle Sturmschäden verringert. Leider laufen wir Gefahr, bis 2050 90 % aller Korallenriffe zu verlieren, wenn nicht schnell gehandelt und die globale Erwärmung eingegrenzt wird. Wir sollten diese artenreichen Ökosysteme schützen und sie als wertvolle Verbündete im Kampf gegen den Klimawandel sehen, denn sie bieten den wirksamsten natürlichen Schutz im Falle von häufigeren und verheerenderen Unwettern.

Dein inneres Wetter

Manchmal fühlt es sich so an, als würde das Wetter unsere Gedanken widerspiegeln. An manchen Tagen sind unsere Gedanken und Gefühle wie ein kleiner Sturm in unserem Innern. So wie der Schutz von Küstengebieten Menschen vor Unwettern schützen kann, können auch innerliche Schutzmaßnahmen uns dabei helfen, die Großwetterlagen in unserem Innern zu verbessern. Meine liebste Technik beschreibe ich unter „Dein Sitzplatz am Meer“ (s. S. 100).

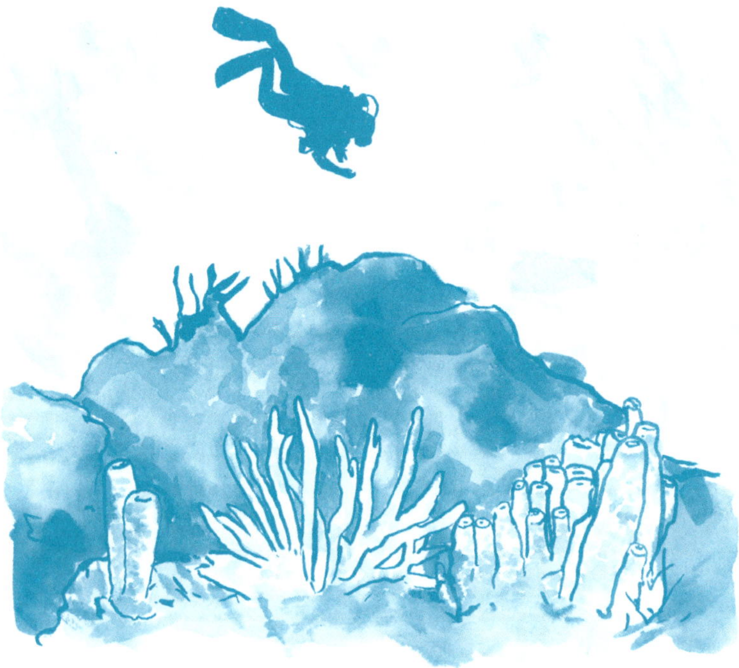

9

Medizin aus dem Meer

Bei der Lösung von gesundheitlichen Problemen haben wir Menschen uns oft vom Meer und seinen Lebewesen inspirieren lassen. Tausende Stoffe, die von Meeresorganismen produziert werden, wurden nach ihrer Entdeckung dazu verwendet, Krankheiten zu behandeln. Beispielsweise fand man heraus, dass ein Wirkstoff aus einem Tiefseeschwamm ein potentes Krebsmedikament ist. Es wurde im ersten Mittel gegen Leukämie verwendet. Und ein von einer Alge produzierter Wirkstoff wird benutzt, um Mukoviszidose zu behandeln.

Andere Stoffe helfen bereits bei der Diagnose von Krankheiten, so zum Beispiel während der Entwicklung eines Medikaments gegen COVID-19 und andere virale Krankheiten. Ein von einer Qualle stammendes grünes, fluoreszierendes Eiweiß hilft bei der Erforschung unseres Nervensystems. Miesmuscheln sondern eine extrem klebrige Substanz ab, mit der sie sich an felsige Riffe heften und die die Entwicklung eines medizinischen Klebstoffs inspiriert hat, der momentan auf sein Potenzial zur Wundschließung getestet wird und eines Tages bei Operationen verwendet werden könnte. In das Gift von Kegelschnecken setzt die Forschung große Hoffnung für die Behandlung von Krankheiten wie Epilepsie und Multiple Sklerose.

Leider sind viele dieser Spezies vom Aussterben und ihre Habitate von Degradierung bedroht. Wir könnten viele Behandlungsmöglichkeiten für Krankheiten und Viren noch vor ihrer Entdeckung verlieren, wenn die Zerstörung der marinen Ökosysteme – vor allem jenen in der Tiefsee – weiter so voranschreitet wie bisher.

Wenn du das nächste Mal einen Spaziergang am Meer machst, halte nach Tieren und Pflanzen Ausschau, die in der Medizin verwendet werden, zum Beispiel Seeschwämme, Quallen, Miesmuscheln und Seetang.

10

Nachhaltiger Seetang

Prannie Rhatigan brachte mir an meiner heimatlichen irischen Küste bei, wie man nachhaltig Seetang beziehungsweise Meeresalgen sammelt. Seetang ist an vielen Orten der Welt ein wichtiger, gesunder und nahrhafter Teil der Ernährung, und wir Menschen sammeln bereits Seetang, seit wir an der Küste leben.

Seetang steckt voller Mineralien, Vitamine und Antioxidantien. Er ist gesundheitsförderlich und unterstützt beispielsweise eine normale Funktion der Schilddrüse und des Immunsystems.

Es gibt keine Art von Seetang, die für uns Menschen giftig wäre. Manche sind allerdings schmackhafter als andere. Aber keine Sorge, du musst dir nicht erst Fachwissen anlesen, um losziehen zu können – fang einfach mit ein paar Arten an, die leicht zu erkennen sind. Das hier sind zum Beispiel meine Lieblingssorten:

Lappentang hat eine dunkle, rötliche bis braune Färbung. Du kannst ihn roh, getrocknet oder gekocht essen. Sein salziger, nussiger Geschmack macht sich gut in Suppen und Eintöpfen – oder du streust ihn als Salzersatz über deinen nächsten Salat.

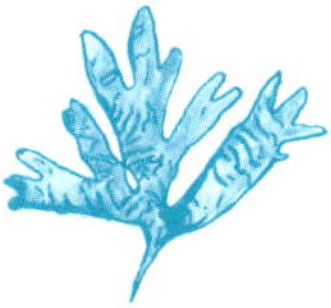

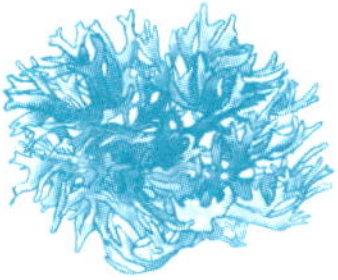

Knorpeltang wächst an der Atlantikküste Europas und wird manchmal auch als Irisch Moos bezeichnet. Er hat eine buschige, auffächernde Wuchsform und eine rote Farbe. Er ist ein natürliches Geliermittel (also eine Alternative zu Gelatine), und meine Großmutter hat ihn dazu benutzt, eine Art Pudding aus Milch, Honig und Zitrone zu kochen. Außerdem war Knorpeltang bei ihr ein probates Erkältungsmittel.

Riementang ist eine dunkelgrüne bis braune Seetangsorte, die oft bei Niedrigwasser an felsigen Küstenabschnitten zu finden ist. In manchen Ländern bezeichnet man ihn aufgrund seiner Form und Textur auch als Meeres-Spaghetti. Ich verwende ihn als Nudel-Alternative und koche ihn 10 Minuten lang in einem Topf mit Wasser.

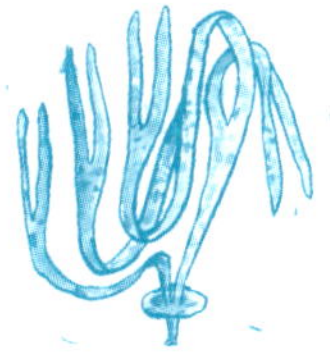

Ich staune immer wieder, wie Seetang seine Farbe zu einem hellen Grün verändert, sobald man ihn in heißes Wasser gibt. Man kann zwar alle Seetangsorten auch roh essen, aber der Kochprozess macht manche von ihnen etwas weicher. Auch getrockneter Seetang wird wieder weich, wenn man ihn in Wasser einlegt.

Die einzige Gefahr ist eine Kontamination aufgrund mangelhafter Wasserqualität. Du solltest also niemals Seetang in der Nähe von Bächen, Flüssen oder sonstigen Landgewässern, Häfen, stehenden Gewässern oder an Orten sammeln, wo es große Mengen grünen Seetang gibt, denn das könnte auf eine Verschmutzung hindeuten.

Es ist sehr wichtig, dass du Seetang nachhaltig sammelst, um die Pflanze nicht zu beschädigen. Ziehe niemals Seetang von Felsen ab. Auch solltest du nie mehr als ein Drittel der Pflanze abschneiden. Ernte immer nur so viel, wie du brauchst. Seetang ist aromatisch; kleine Mengen reichen völlig.

Die beste Zeit zum Seetangsammeln sind die Springtiden (s. S. 23) – allerdings solltest du dann besonders vorsichtig sein, weil die Flut schneller aufläuft. Konsultiere vorher einen Tidenkalender und die Wettervorhersage für deinen Küstenabschnitt. Wenn du dich nicht auskennst, frage Ortskundige. Gehe niemals alleine los. Und pass auf, die Felsen können sehr rutschig sein!

Wir sind das Meer

Wir erleben und verstehen die Welt über unsere Sinne. Ozeane und Küsten sind stets im Fluss, dynamisch, verändern sich von Moment zu Moment. Sie bieten völlig andere multisensorische Umgebungen als die Welt an Land, was gut für unsere Gesundheit sein kann.

Multisensorische Umgebungen sind Umgebungen, die mehrere Sinne auf einmal ansprechen. Dies wirkt sich auf unser Gedächtnis aus, denn es wird gleich auf mehrere Arten angeregt. Dadurch verbessern sich wichtige, komplexe Funktionsweisen verschiedener Sinnessysteme wie Hören (Seevogelgeschrei und Wellenrauschen) und Tasten (der Sand an unseren Füßen).

Farbe, Bewegung und Geruch des Meeres haben jeweils Einfluss auf unser Wohlbefinden. Die Stimulierung all unserer Sinne lässt uns die Welt um uns herum eindrücklicher wahrnehmen und sorgt dafür, dass wir uns achtsamer und im Hier und Jetzt verankert fühlen. Wir können uns dadurch später besser an Momente am Meer erinnern – deshalb gehören auch unsere frühen Erinnerungen an Wasser oft zu den prägendsten, die wir besitzen.

Und all das, ohne überhaupt einen Fuß ins Meer gesetzt zu haben.

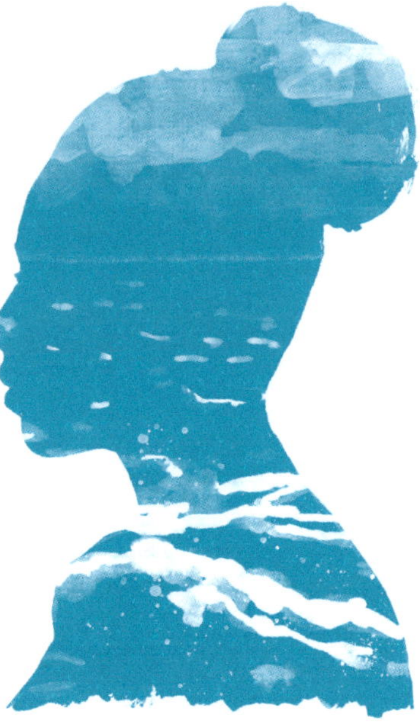

11

Wasserkörper: das Meer in uns

Die Erde wird zu 70 % von Wasser bedeckt. Der Körper eines erwachsenen Menschen besteht zu einem ganz ähnlichen Anteil (nämlich zu 60 bis 70 %) aus Salzwasser, denn unser Blut ist größtenteils Wasser (sog. Plasma) und enthält Salz und andere Ionen in einer ähnlichen Konzentration wie das Meer – ein weiterer Punkt, der uns mit dem Ursprung allen Lebens verbindet. Nachdem der Pneumologe Peter Bye bemerkt hatte, dass sich Surfen positiv auf seine Patientinnen und Patienten mit Mukoviszidose auswirkt, forschte er nach. Er fand heraus, dass das Inhalieren von Salzwasser gesundheitsförderlich ist und eine mögliche Behandlungsform für Mukoviszidose sein könnte.

Was tut Salzwasser im Körper?

Im Grunde hilft Salzwasser dem Körper dabei, elektrische Signale zwischen dem Gehirn und dem Rest des Körpers zu übermitteln. Diese Signale sorgen zum Beispiel auch dafür, dass dein Herz gerade schlägt.

Und ebenso, wie das Wasser des Meeres Strömungen bildet und damit wichtige Nährstoffe transportiert, als Wärmeleitsystem der Erde fungiert und die globale Temperatur reguliert (s. S. 32), hilft das Salzwasser unserem Körper bei der Regulierung wichtiger Körperfunktionen, darunter auch der Körpertemperatur.

Das Salz in unserem Körper spielt auch bei unserem Wasserhaushalt eine wichtige Rolle. Wenn uns heiß ist, schwitzen wir. Dadurch verliert unser Körper Salz, und im schlimmsten Fall dehydrieren wir. Daher ist es an heißen Tagen am Meer extrem wichtig, dass wir ausreichend trinken. Wer viel Sport treibt und schwitzt, kann auch zu isotonischen Getränken (also Getränken mit Salz oder Elektrolyten) greifen, um den Körper beim Wasserausgleich zu unterstützen.

Wie auch bei den Ozeanen ist alles in unserem Körper eine Frage des Gleichgewichts. Zu viel Salz in der Ernährung lässt den Blutdruck steigen, was viele Organe und vor allem das Herz in Mitleidenschaft zieht.

Einfaches Rezept für ein isotonisches Getränk:

- 1 Tasse Tee (zum Beispiel Kräutertee, grüner Tee oder Beerentee)
- ¼–½ Teelöffel Meersalz
- 1 Teelöffel Magnesium (für zusätzliche Mineralstoffe)
- ¼ Tasse Fruchtsaft (Direktsaft; nicht aus Konzentrat)
- 1 Esslöffel natürliche Süße (zum Beispiel Honig)

Die Zutaten gut mischen. Das Getränk im Kühlschrank lagern und nach einem heißen Tag am Strand genießen!

12

Sehen

Es ist wenig verwunderlich, dass das Meer einige der größten Kunstschaffenden und Schreibenden der Menschheitsgeschichte inspiriert hat. Wir wissen alle, wie schwer es sein kann, den Blick von der Wasseroberfläche mit ihren tausenden Blauschattierungen und ihrer ständigen Bewegung abzuwenden.

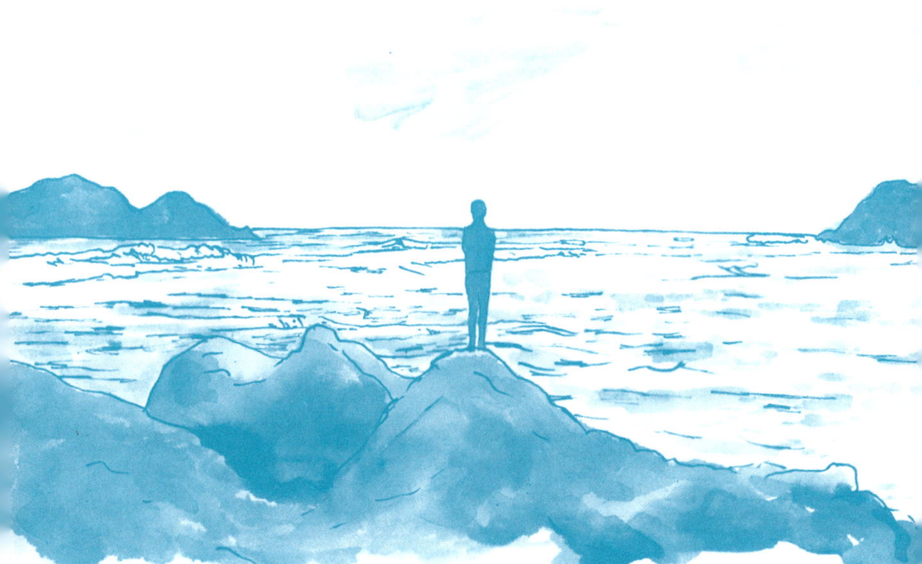

Virginia Woolf schrieb einst „jede Welle des Meeres hat ein ihr eigenes Licht, ebenso wie die Menschen, die wir lieben, eine eigene Schönheit besitzen". Neueste psychologische und neurowissenschaftliche Studien haben ergeben, dass die berühmte Autorin da einer Sache auf der Spur war: Allein das Betrachten des Meeres wirkt sich positiv auf unsere Stimmung aus.

Die Farbe Blau wird mit Ruhe und Kreativität assoziiert. Dem Psychologen Richard Shuster zufolge verändert das Hinausschauen aufs Meer unsere Gehirnwellen und versetzt uns in einen meditativen Zustand. Eine Tatsache, die wir uns insbesondere in Zeiten von Stress und Angst zunutze machen können.

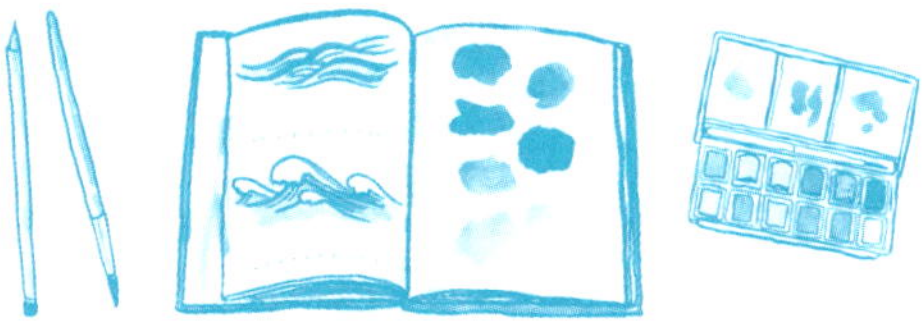

Wie viele Blauschattierungen siehst du?

- Pack für deinen nächsten Ausflug ans Meer ein Skizzenbuch und Buntstifte oder Malfarben ein.
- Betrachte das Meer als Farbpalette. Wie viele Blauschattierungen siehst du?
- Achte darauf, wie sich die Farben je nach Wetter, Sonnenstand, Bewölkung und Wind verändern und ineinanderfließen.
- Lege in deinem Skizzenbuch eine Farbtabelle mit all den Blautönen an, die du sehen kannst.
- Mach diese Übung an unterschiedlichen Tagen und zu unterschiedlichen Jahreszeiten, und vergleiche die Ergebnisse. Du könntest dir auch die Wetterverhältnisse der jeweiligen Tage notieren.

Vielleicht entdeckst du Muster in der Farbgebung oder vielleicht sogar jahreszeitliche Unterschiede, die die verschiedenen „Launen" des Meeres widerspiegeln.

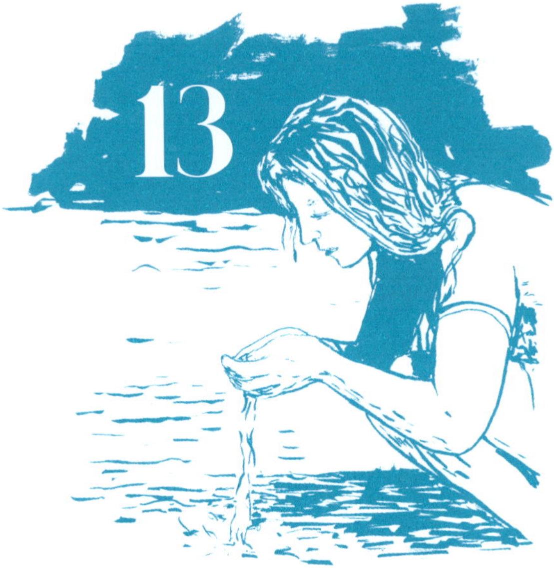

Hören

Dem Meer zuzuhören kann ein guter Ausgleich zu den Alltagsgeräuschen und dem Stress städtischer Umgebungen sein. Die satten Klänge wie das rhythmische Pulsieren der sich brechenden Wellen wirken beruhigend auf unser Gehirn. Ein Tag am Meer ist wie ein Geräuschbad – das komplette Gegenteil zu den schrillen, unregelmäßigen und Stress auslösenden Stakkato-Rhythmen von Verkehr und Stadtleben.

Die Geräuschkulisse des Meeres hat eine messbare Wirkung auf unsere Gesundheit und unser Wohlbefinden. In einer Welt, die immer lauter wird, können schon ein paar Minuten Meeresrauschen dafür sorgen, dass das Level von Stresshormonen wie Cortisol sinkt. Auf Menschen, die krank oder auf dem Weg der Besserung sind, kann das heilungsfördernd und erholend wirken, indem Anspannung im Körper abgebaut wird und Schmerzen als weniger stark empfunden werden.

Das Geräusch sanft heranrauschender, brechender und abklingender Wellen aktiviert unser parasympathisches Nervensystem, was uns hilft, zu entspannen, zu entschleunigen und in einen meditativen Zustand zu gelangen.

Versuch einmal, bei deinem nächsten Tag am Meer die Geräusche aufzunehmen und sie später zu Hause abzuspielen – zum Beispiel, um deinem Nervensystem beim Einschlafen zu helfen. Du könntest deine Aufnahmen zu verschiedenen Tageszeiten oder an verschiedenen Tagen machen. Hörst du Unterschiede, je nachdem, wie der Wind steht oder wie rau die See ist?

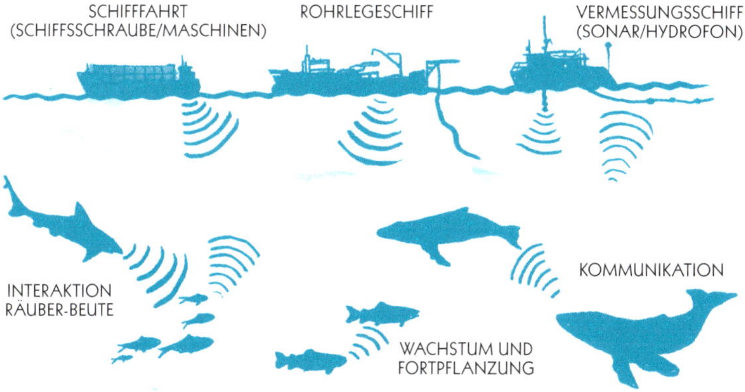

Lärmverschmutzung im Meer

Unter Wasser breiten sich Geräusche vier- bis fünfmal schneller aus als in der Luft, wodurch höhere Frequenzen hörbar werden. Die Lärmverschmutzung durch zunehmenden Schiffsverkehr und konstante Messungen für Offshore-Windparks und Meeresbergbau ist so ausgeprägt, dass es unter Wasser kaum mehr einen Ort gibt, an den keine menschengemachten Geräusche dringen. Man nimmt an, dass dies direkte Auswirkungen auf die Kommunikation zwischen Meerestieren und ihr Verhalten hat, vom winzigen Zooplankton (eine wichtige Nahrungsquelle für alle anderen Meereslebewesen) über singenden Kabeljau bis hin zu wandernden Walen und Delfinen – hochintelligenten sozialen Wesen, die auf akustische Kommunikation angewiesen sind.

Für diese Lebewesen ist es, als würden sie konstant auf einer Baustelle leben. Die gute Nachricht: Wenn die Lärmverschmutzung abnimmt, dauert es nicht lange, bis sich die Tiere von dem Stress erholt haben.

14

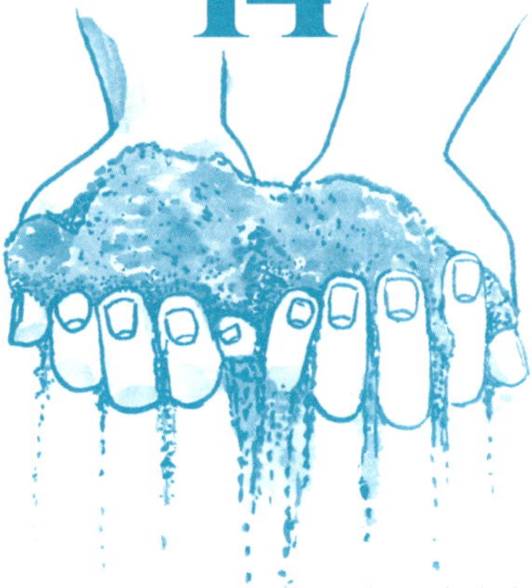

Riechen, schmecken und fühlen

Unser Geruchs-, Geschmacks- und Tastsinn erzeugt jeweils starke Empfindungen, die fest mit der dazugehörigen Information verbunden bleiben. Der Geruch der Meeresbrise schärft unsere Geschmackszellen – und kann entspannend auf uns wirken. In unserem Alltag sind wir einer überdurchschnittlich großen Menge positiv geladener Ionen ausgesetzt, die von elektronischen Geräten, Möbeln aus synthetischen Materialien, Klimaanlagen und so weiter abgegeben werden. An Küstenabschnitten mit Wellengang enthält die Luft viel mehr negative Ionen, die über den Atem in unseren Körper gelangen. Bei diesen negativen Ionen handelt es sich um Sauerstoffatome, die über ein zusätzliches Elektron verfügen, und sie entstehen überall, wo Wasser in Bewegung ist – also zum Beispiel durch brechende Wellen. Man geht davon aus, dass negative Ionen unsere Biochemie beeinflussen und sich positiv auf unsere Laune auswirken sowie Stress lindern. Es gibt sogar Hinweise darauf, dass sie gegen Winterdepressionen helfen.

Auch das Berühren von Sand ist gut für unser Wahrnehmungssystem. Es ist wenig überraschend, dass Kinder so gerne im Sand spielen, und wir alle sollten wahrscheinlich ganz altersunabhängig mehr Zeit damit verbringen. Kindern hilft der Kontakt mit Sand bei der Entwicklung ihrer motorischen Fähigkeiten und lässt sie die Welt und ihre Texturen und Temperaturen über den Tastsinn entdecken.

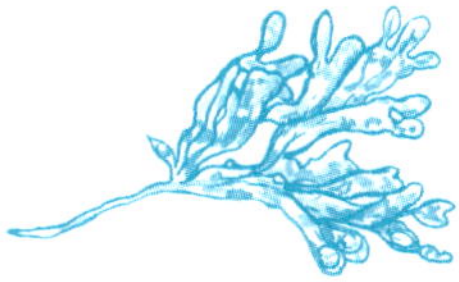

Der unterschätzte Tastsinn – Gruppenaktivität

- Sammelt bei eurem nächsten Ausflug an die Küste einige Gegenstände. Am Ende solltet ihr eine Mischung aus natürlichen und menschengemachten Gegenständen haben – zum Beispiel Kiesel (sowohl glatte als auch raue und kantige), unbewohnte Muscheln, Federn, Seetang, Flaschenverschlüsse oder angespültes Tau.

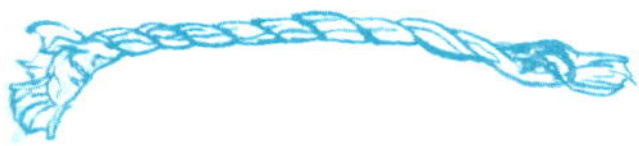

- Bildet einen Haufen aus allen Gegenständen.

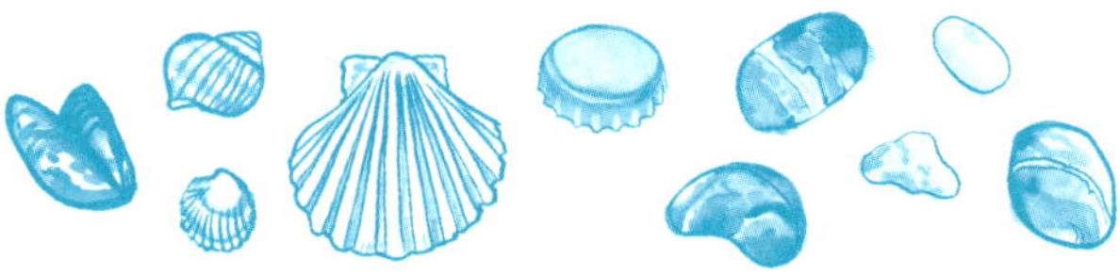

- Schließt nun nacheinander die Augen oder verwendet eine Augenbinde, und setzt euch neben den Haufen (ohne ihn vorher gesehen zu haben).
- Nutzt nur euren Tastsinn, um die Gegenstände zu erkunden, und beschreibt sie euch gegenseitig.

Überlegt, was die Textur eines Gegenstandes über ihn aussagt. Was bedeutet es beispielsweise, wenn ein Strandkiesel komplett glatt geschliffen ist?

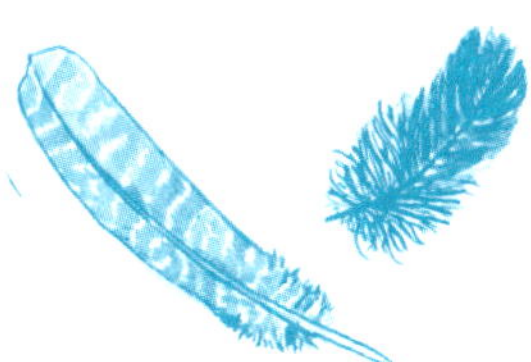

15

Der Tauchreflex

Delfine und Robben mögen uns nicht wie nahe Verwandte vorkommen, aber wie sie sind auch wir Säugetiere – und wir haben etwas Erstaunliches gemeinsam.

Der Tauchreflex wird ausgelöst, sobald unser Gesicht in Kontakt mit Wasser kommt. Nervenrezeptoren in der Haut reagieren auf das Wasser, um den Körper darauf vorzubereiten, die Luft fürs Abtauchen anzuhalten. Der Puls verlangsamt sich (Bradykardie), und unser Kampf-oder-Flucht-Reflex wird schwächer.

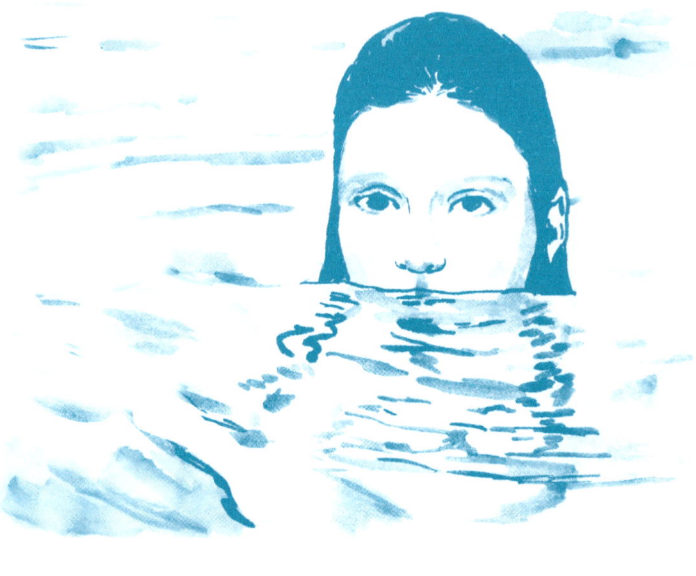

Der Tauchreflex weckt, wie Hanli Prinsloo, eine Apnoetaucherin und Gründerin der Stiftung *I Am Water*, es ausdrückt, unsere innere Robbe und löst eine Reihe physiologischer Reaktionen und Veränderungen in unserem Körper aus, die dazu führen, dass wir uns im Wasser entspannen. Sauerstoff wird zu überlebenswichtigen Organen wie Herz und Gehirn gelenkt, und der sogenannte Milz-Effekt sorgt dafür, dass mehr sauerstoffgesättigte rote Blutkörperchen in den Kreislauf gelangen. Unser Körper erinnert sich an seinen Ursprung im Ozean und seine Anfänge im Mutterbauch.

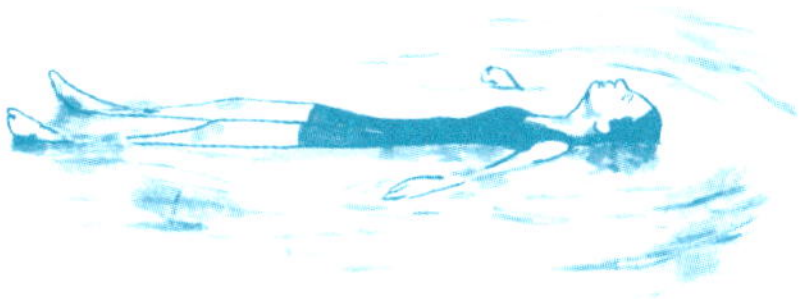

Wie du im Meer zu deinem Körper und Atem finden kannst

Geh an einem ruhigen Tag ins Wasser, und konzentriere dich auf deinen Atem. Geh maximal bis zu den Knien ins Wasser, hock dich hin, und leg dich aufs Wasser – falls es dir nicht geheuer ist, dich vom Wasser tragen zu lassen, kannst du dich auch mit den Armen abstützen. Entspanne dich, und atme einmal langsam und tief ein. Spüre, wie deine Lunge sich wie ein Luftballon füllt und dein Körper etwas leichter wird und besser schwebt. Atme dann sanft aus, und spüre, wie dein Körper etwas absinkt. Entspanne mit jedem Atemzug deinen Körper ein Stück mehr. Lass dich vom Meer tragen.

Um dich daran zu gewöhnen, das Gesicht unter Wasser zu bringen, hock dich in Ufernähe ins Wasser. Atme ein. Tauche dann dein Gesicht leicht ins Wasser, und atme aus, sodass Luftblasen aufsteigen. Nachdem du dich an das Gefühl von Wasser auf deinem Gesicht gewöhnt hast, kannst du eintauchen, bis deine Ohren bedeckt sind. Merkst du, wie anders sich auf einmal alles anhört? Das Leben unter Wasser macht seine ganz eigene Musik, und Alltagsgeräusche klingen verändert, denn Schall breitet sich unter Wasser viel schneller aus (s. S. 49).

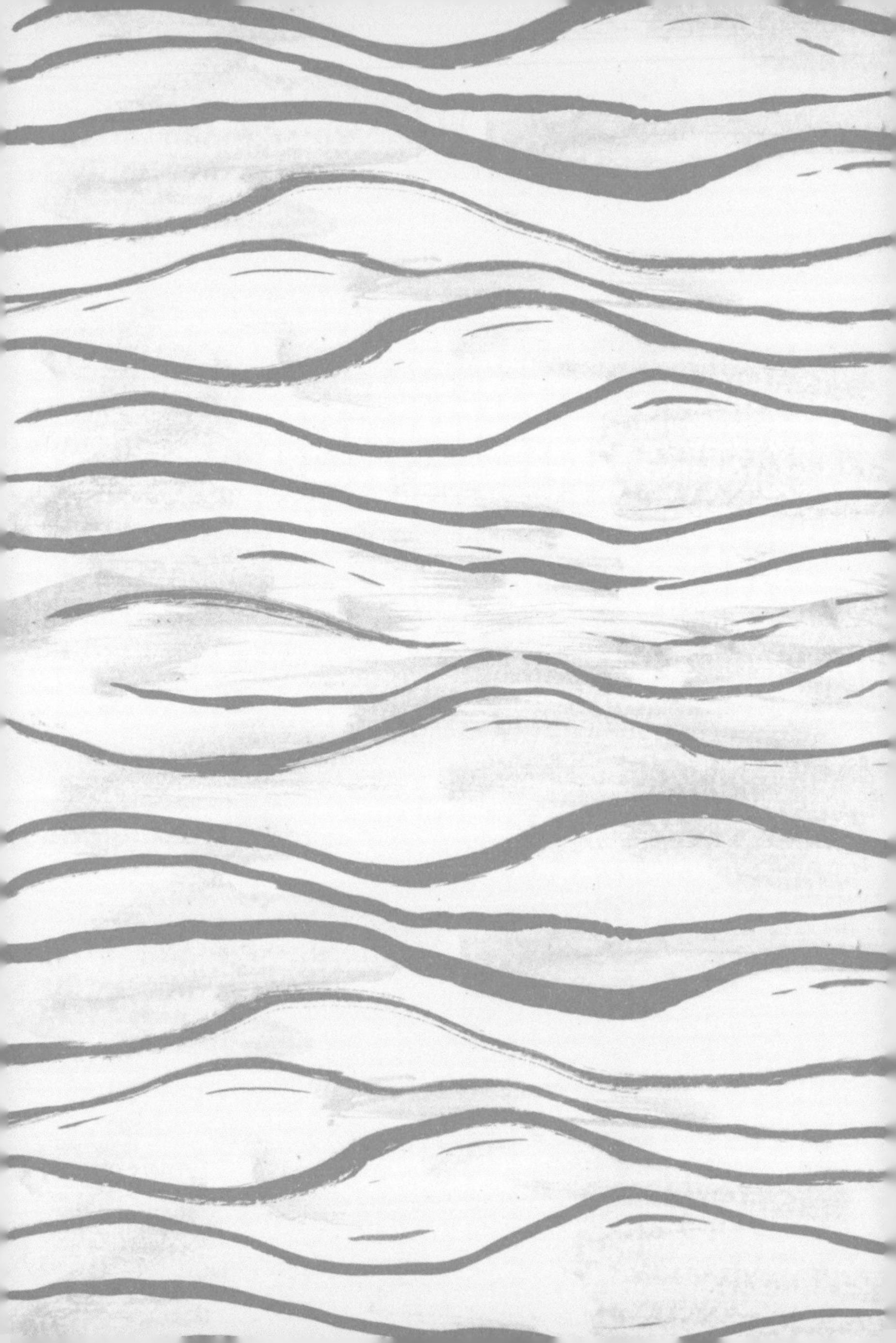

Die Heilkraft des Meeres

Weltweit nimmt die Zahl von Menschen mit körperlichen und mentalen Gesundheitsproblemen zu – als wären wir ein Spiegel für die Zerstörung der Ökosysteme. Wie können wir unsere mentale und körperliche Gesundheit durch den Kontakt mit den Ozeanen verbessern? Dieses Kapitel sammelt einige Beispiele aus der evidenzbasierten Forschung, die zeigen, wie gut der Austausch mit dem Meer uns tut. Außerdem möchte ich einige internationale Initiativen für Meerestherapie vorstellen, die unser Wohlbefinden steigern und unser Bewusstsein für die Ozeane vergrößern kann.

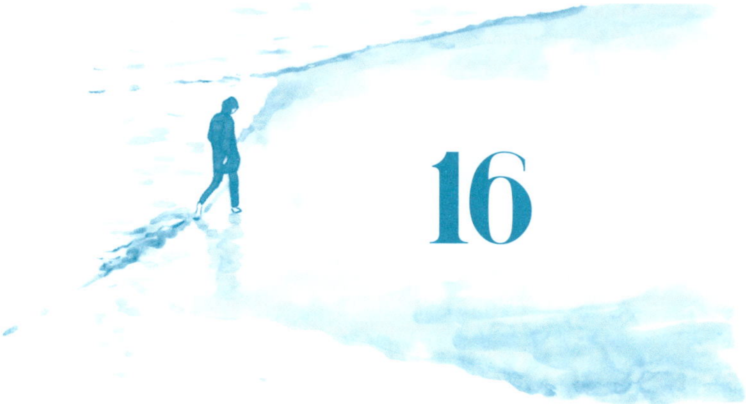

16

Self-Care am Meer

Orte am Wasser zu therapeutischen Zwecken zu nutzen, ist keine neue Idee. Das blaue Element steht schon seit Jahrtausenden für Leben. So schrieb der Taoist Laozi schon im 6. Jahrhundert vor unserer Zeit:

„Auf der ganzen Welt gibt es nichts Weicheres als das Wasser. Und doch in der Art, wie es dem Harten zusetzt, kommt nichts ihm gleich."

Zu Queen Victorias Zeiten schickten Ärzte ihre Patientinnen und Patienten ans Meer, damit sie sich erholen und gesunden konnten. In Polynesien ist Surfen nicht nur ein Sport, sondern auch ein spirituelles Reinigungsritual. Die westliche Medizin beginnt nun ebenfalls, den Nutzen des Meeres für sich zu entdecken. Die Forschung zeigt, dass Zeit am Meer sich positiv auf die mentale Gesundheit auswirkt und im Zusammenhang mit körperlicher Aktivität steht. Einer großen Studie im Vereinigten Königreich zufolge waren die Effekte bei Angehörigen ärmerer Haushalte stärker – Aufenthalte an der Küste könnten also dabei helfen, gesundheitliche Unterschiede in der Gesellschaft auszugleichen. Eine globale Meta-Studie zu wassernahen Aktivitäten ergab, dass es vor allem das Meer ist, das auf seine heilenden Qualitäten hin überprüft wird, und nicht etwa Binnengewässer wie Seen und Flüsse.

Idee für eine Self-Care-Aktivität am Meer

- Wenn du das nächste Mal am Meer bist, achte darauf, wovon deine Aufmerksamkeit natürlicherweise angezogen wird. Ist es das Wasser selbst? Ein Seestern in einem Gezeitentümpel? Der Seetang? Oder ein über dich hinwegfliegender Seevogel?

- Was auch immer es ist: Beobachte es genau. Wie es sich verhält, wie es mit der Umgebung interagiert und so weiter. Was tut es, um sich um sich selbst zu kümmern?

- Schnapp dir ein Notizheft oder Tagebuch und schreib dir ein paar Sätze dazu auf, wie sich dieser Teil der Natur um sich selbst kümmert. Wie erhält er seine Gesundheit? Von welchen anderen Organismen ist er abhängig? Und wie ermöglicht er anderen Organismen das Leben?

- Denke jetzt über dich selbst nach. Wie kümmerst du dich um dich? Wer verlässt sich auf dich? Wie unterstützen dich andere? Was kannst du von dem Lebewesen oder dem Naturelement, das du beobachtet hast, in puncto Self-Care lernen?

Die Wissenschaftlerin, Autorin und Professorin für Umweltwissenschaften Robin Wall Kimmerer sieht diese Art der Umweltwahrnehmung als „eine Form des Austausches mit der Natur, eine Art, die Geschenke mit offenen Augen und offenem Herzen entgegenzunehmen“.

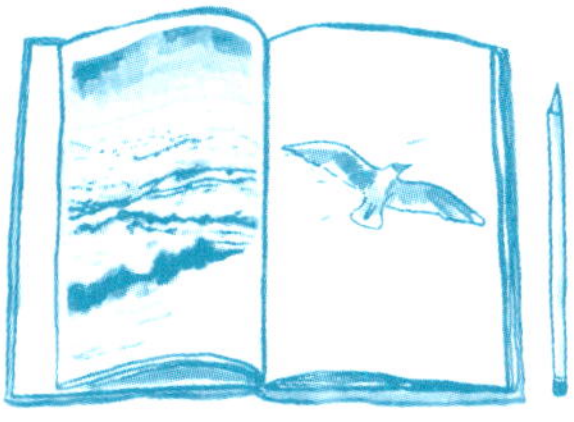

17

Goodbye Grübeln

Auf den Seiten 46–53 haben wir gelernt, dass die multisensorische Charakteristik des Meeres uns dabei helfen kann, unser Gehirn zu beruhigen. Die Wassergeräusche, die blaue Farbe und die negativen Ionen der brechenden Wellen wirken entspannend auf uns. Das mag naheliegend sein, besteht unser Gehirn doch zu 80 % aus Wasser. Studien haben ergeben, dass sich schon die Nähe zu Wasser positiv auf unser psychisches Wohlbefinden auswirken und unsere Verbindung zu uns selbst, anderen und zur Natur stärken kann.

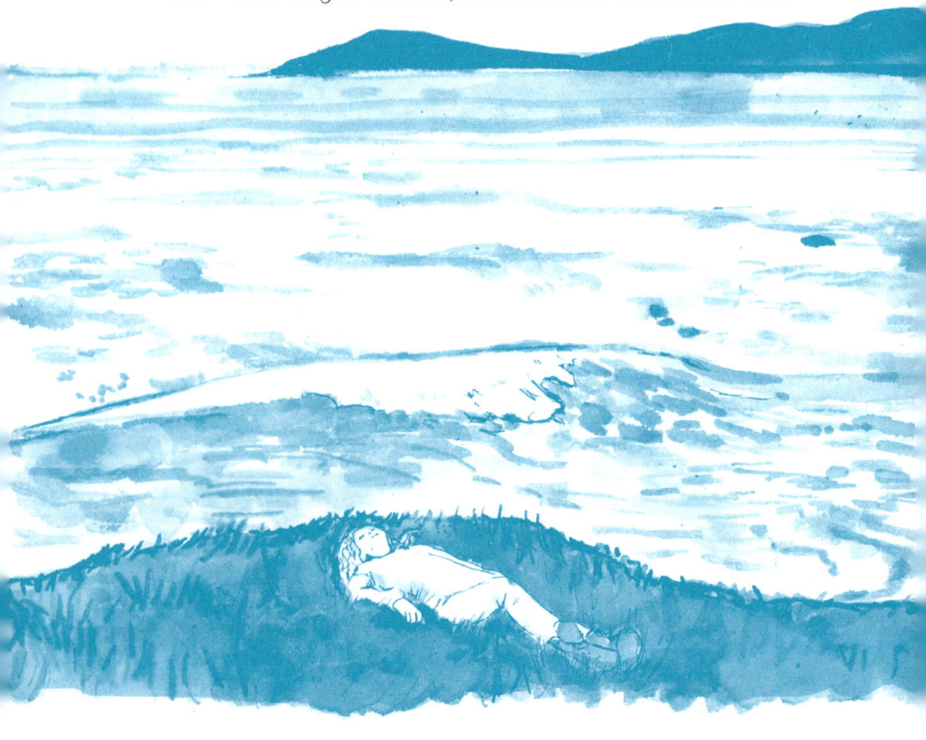

Der Meeresbiologe Wallace J. Nichols bezeichnet diese Verbindung zwischen Mensch und Wasser als „Blue Mind“. In seinem gleichnamigen Buch beschäftigt er sich mit der Frage, warum wir uns zum Meer hingezogen fühlen und warum das Sein am, im, auf dem oder unter Wasser so eine beruhigende Wirkung auf uns hat. Für Nichols ist Wasser das Gegenmittel zu einem Zustand, den er als „Red Mind“ bezeichnet und der die Ängstlichkeit, Überreizung und Ablenkung meint, von der unser Alltag oft geprägt ist.

Wasser lässt uns entspannen und Klarheit erlangen, rasende Gedanken zur Ruhe kommen. Wir können reflektieren, einen Schritt zurücktreten und das große Ganze sehen. Wir können zu Erkenntnissen über unser Verhalten und gemachte Erfahrungen gelangen, ohne uns oder sie zu verurteilen oder voreingenommen zu sein.

Fortschritte in der Neurowissenschaft ermöglichen es, die Beziehung zwischen Wasser und Gehirn näher zu untersuchen. Beispielsweise wird, sobald wir im Wasser sind, der Vagusnerv aktiviert. Dieser Nerv spielt eine wichtige Rolle im parasympathischen Nervensystem, beruhigt die Kampf-oder-Flucht-Reaktion und lindert Stress. Die in stetiger Veränderung begriffene und multisensorische Natur des Meeres wird auch mit einer gesteigerten Neuroplastizität in Verbindung gebracht, also der Fähigkeit des Gehirns, als Reaktion auf neue Erfahrungen oder eine veränderte Umgebung neue neuronale Verbindungen zu bilden. All diese Erkenntnisse eröffnen neue Möglichkeiten des Lernens und des Genesens nach Verletzungen oder psychischen Erkrankungen.

Dein Blue-Mind-Moment

Es macht nichts, wenn die nächste Küste hunderte von Kilometern weit

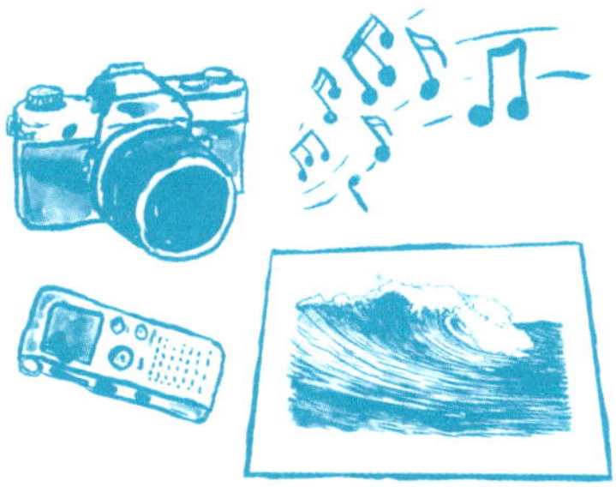

entfernt von dir ist: Die Datenlage besagt, dass es schon beruhigend auf uns wirkt, wenn wir uns ein Bild vom Meer ansehen oder Meeresgeräuschen lauschen. Mach bei deinem nächsten Trip ans Meer also ein paar Fotos oder nimm die Geräuschkulisse auf. Zurück zu Hause – oder an irgendeinem anderen Ort – kannst du anschließend dank dieser kleinen Helfer und der einfachen Atemübung auf S. 35 in deinen Blue-Mind-Zustand eintauchen und dein Nervensystem beruhigen.

18

Das Meer und dein Herz

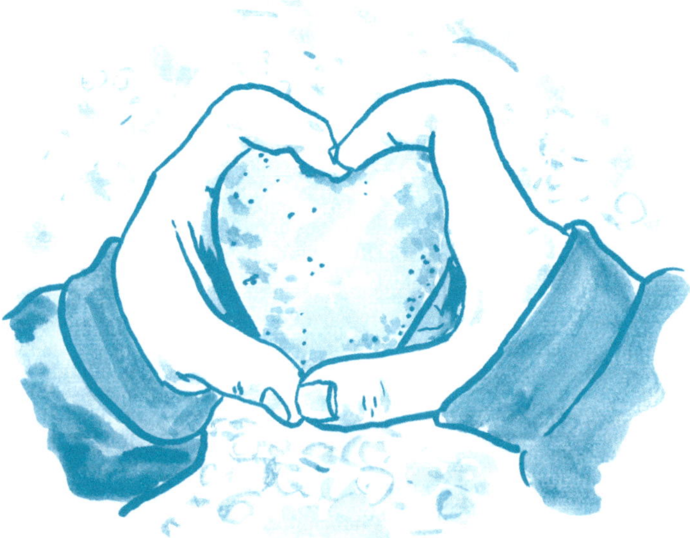

Die Wissenschaft hat herausgefunden, dass Gewöhnliche Schweinswale ihre Herzfrequenz aktiv senken und der Länge ihres Tauchgangs anpassen können. Wahrscheinlich lässt sich diese Entdeckung auch auf alle anderen Meeressäuger und damit auch Wale und Delfine übertragen. Und in einer immer gestressteren Gesellschaft ist es wichtig, dass auch wir aktiv werden und unseren Puls senken. Wir können ihn vielleicht nicht so direkt senken wie der Gewöhnliche Schweinswal, aber wir können unseren Atem kontrollieren und damit Einfluss nehmen. Wie wir schon auf Seite 52 gesehen haben, tritt eine Bradykardie (ein verlangsamter Herzschlag) auf, wann immer wir im Wasser sind – und besonders dann, wenn wir uns darauf vorbereiten, den Atem anzuhalten und unterzutauchen.

Aber nicht nur der physische Kontakt mit Meerwasser wirkt sich auf unser Herz aus, sondern auch die Geräuschkulisse. Der sanfte Rhythmus der Wellen hat nicht wenig Ähnlichkeit mit unserem Herzschlag. Es wird vermutet, dass dieses beruhigende Geräusch im Zusammenspiel mit anderen Sinneseindrücken sowohl unseren Puls als auch unseren Blutdruck senkt. Studienergebnissen zufolge kann es sogar passieren, dass sich der Herzschlag der „Musik“ des Meeres anpasst. Das Meer erinnert uns daran, dass es wichtig ist, auch mal auf unser Herz zu hören statt immer nur auf unsere Gedanken.

Zu meinen liebsten Aktivitäten am Meer gehört das Suchen herzförmiger Steine, weil sie mich daran erinnern, wie reich das Meer uns beschenkt. Vielleicht findest du bei deinem nächsten Strandbesuch ja auch einen.

19

Meertherapie

Immer mehr Gruppen und Organisationen entdecken die heilende Kraft der Ozeane für sich und nutzen sie, um zum Beispiel psychische Probleme auf innovative Art und Weise anzugehen. Sie stellen sich dem Trend, dass Menschen immer weniger Naturerlebnisse haben, entgegen und wollen unsere emotionale Verbindung zum Ozean stärken, auch wenn die Forschung dazu, warum das Sein am, im, auf dem oder unter Wasser gesundheitsförderlich ist, noch in den Kinderschuhen steckt.

SCHNORCHEL-
SAFARI

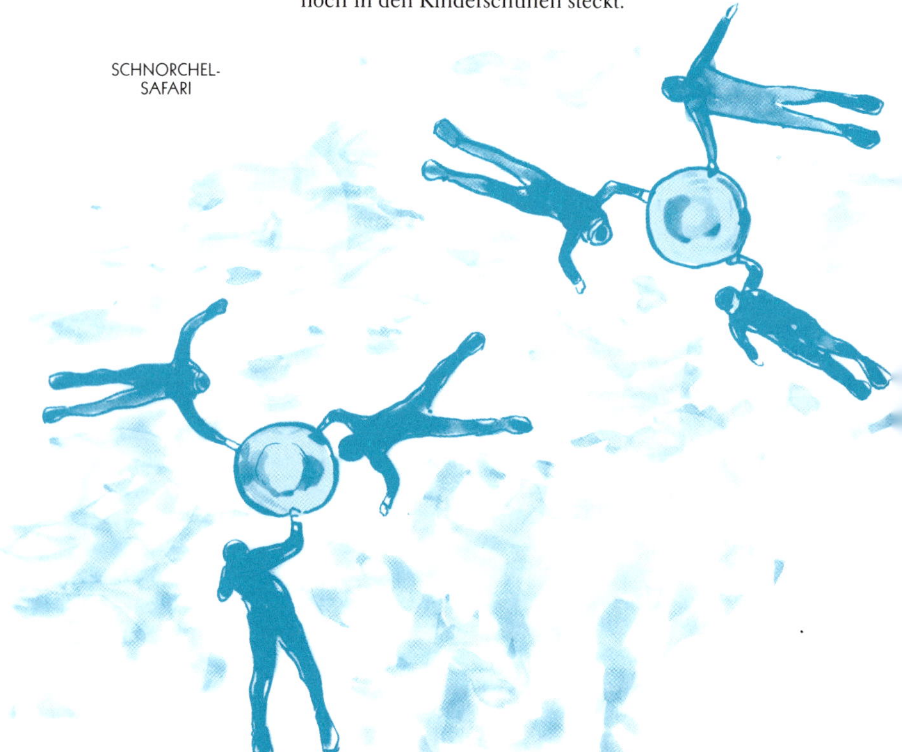

Was macht das Meer so heilsam?

Die Einzigartigkeit des Meeres dürfte eine zentrale Rolle bei der Frage spielen, was es zu so einer effektiven Hilfe bei gesundheitlichen und emotionalen Problemen macht. Beispielsweise kann der Auftrieb im Salzwasser und der sich dadurch leichter anfühlende Körper eine extrem therapeutische Wirkung haben, vor allem auf Menschen mit Behinderungen. Das Körpergefühl verändert sich, und Bewegungen fallen leichter, wodurch Herz- und Lungenfunktion verbessert und die Muskeln trainiert werden.

Im Wasser lassen wir die Beschränkungen des Lebens an Land einfach hinter uns. Eine Versuchsperson einer Studie zu Meerestherapie beschrieb es folgendermaßen: „Tauchen macht mich wieder menschlich. Ich sinke hinab, fühle mich frei und wieder wie ein Mensch."

Eine weltweite Metastudie kommt zu dem Schluss, dass ein Bad im Meer auch deshalb gesundheitsförderlich ist, weil es voller Herausforderungen steckt – sich verändernde Küsten, Wind, Strömungen und verschiedene Jahreszeiten erfordern eine ständige und zeitnahe Anpassung an die Natur.

In den letzten Jahren ist Surfen als Therapie für vulnerable Bevölkerungsgruppen immer beliebter geworden. Eine Metastudie zu Wasseraktivitäten ergab, dass Surfen eine der am meisten erforschten Aktivitäten ist. Weitere heilsame Aktivitäten – wenn auch zu wenig erforscht – sind Segeln, Schwimmen, Kajakfahren, Schnorcheln, Schnorchelsafaris (bei denen die Teilnehmenden von Fachleuten angeleitet werden und sich an einem Rettungsring festhalten), Tauchen, Strandspaziergänge, Erkundungen von Gezeitentümpeln und das einfache Sitzen.

- Notiere dir vor einem Besuch am Meer, wie es dir geht.
- Während du dann an der Küste bist oder einer Aktivität wie Schnorcheln oder Schwimmen nachgehst, spüre in dich hinein. Schreib auf, welches Gefühl am präsentesten ist.
- Sobald du wieder zu Hause bist, notiere dir erneut, wie es dir geht.
- Betrachte diese Gefühlsliste. Hat sich etwas verändert? Welche Faktoren oder Erlebnisse haben deine Gefühlswelt am Strand beeinflusst?

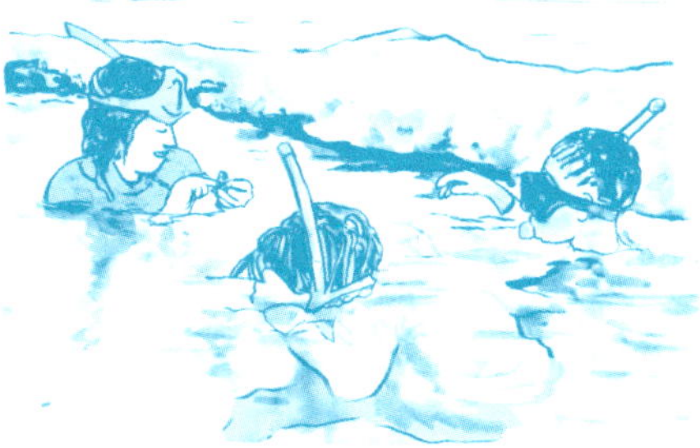

20

Be Like Water: Verbindungen stärken

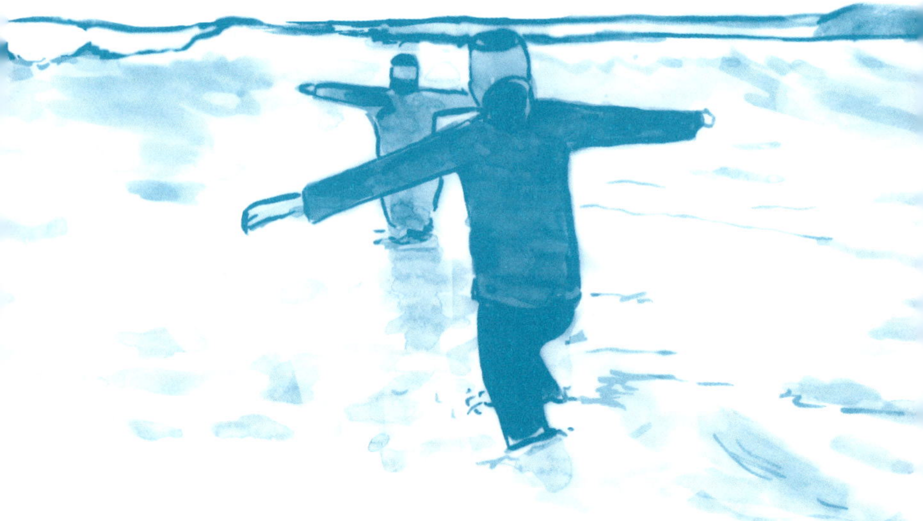

Es waren Frauen, die 2013 den Surfsport in den Iran brachten. Und dennoch ist es dort für Frauen, vor allem für Frauen ethnischer Minderheiten, schwierig, zum Surfen zu finden, da ihnen der Zugang verwehrt wird.

2015 entwickelten Shirin Gerami (die erste Triathletin des Iran) und ich gemeinsam mit Frauen und Mädchen im Iran das Programm *Be Like Water*, um den Zugang zum Surfen zu vereinfachen und es ihnen zu ermöglichen, eine Beziehung zwischen ihren Körpern, ihrem Selbst und der Natur aufzubauen. Anfangs konzentrierten wir uns im Wasser auf unseren Atem und unseren Körper, um unsere Selbstwahrnehmung und unser Selbstbewusstsein zu verbessern. Unsere Erkenntnisse aus diesen Übungen nahmen wir mit aufs Surfbrett. Spielerisch (s. S. 120) lernten wir, die Kraft der Wellen zu nutzen und stärkten gleichzeitig das Vertrauen in unseren Körper und das Meer. Dieser Prozess stieß eine echte Veränderung an, vertiefte die Verbindungen innerhalb der Gruppe und ließ uns unsere Umgebung bewusster wahrnehmen.

Um es mit Shirins Worten zu sagen konnten wir „die Schönheit unserer Unterschiede dank der Verspieltheit des Meeres und dank des Surfens feiern". Meine Erlebnisse im Rahmen von *Be Like Water* haben mich gelehrt, dass der Ozean Unterschieden zwischen uns Menschen gegenüber blind ist und deshalb als kraftvolle Verbindung zwischen uns fungieren kann.

Wir alle haben unsere ganz eigene Art und Weise, uns zu bewegen. Das ist etwas, was mir beim Surfen mit jungen Frauen im Iran klar geworden ist. Dort ist es gesetzlich vorgeschrieben, den Körper zu bedecken. Aber durch das gemeinsame In-Kontakt-Treten mit unseren Körpern und dem Spüren, wie sie im Wasser funktionieren, spielte es keine Rolle, was wir trugen. Wir erlebten alle das Gleiche. Das war für mich das Wichtigste: Diese Erfahrungen für alle so zugänglich wie möglich zu machen.

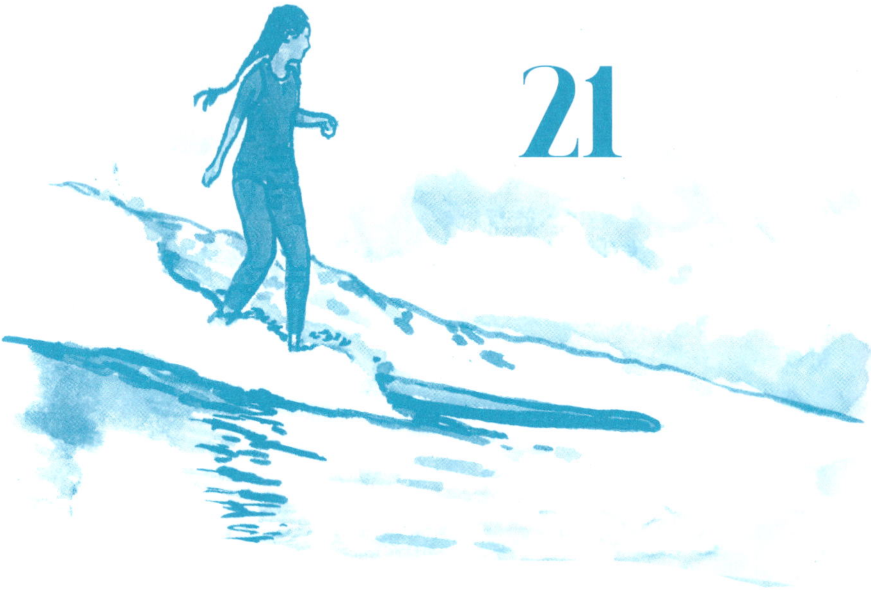

21

Liquid Therapy

Surfen erfreut sich als Therapieform und zur Entwicklung eines größeren psychischen, körperlichen und sozialen Wohlbefindens immer mehr Beliebtheit, besonders bei vulnerablen und diversen Gruppen.

Liquid Therapy wurde 2011 in Irland gegründet und bietet private Sessions für junge Menschen, die gerne surfen würden, für die aber die landläufigen Angebote aus verschiedenen Gründen keine Option sind.

„Surfen ist ein Werkzeug, ein Mechanismus, der Veränderung bewirken kann – und nicht das Ergebnis. Es geht nicht darum, surfen zu lernen. Surfen ist lediglich das Medium dieses Veränderungsprozesses“, so Gründer Tom Losey.

Liquid Therapy bietet den Surfenden eine sichere, lockere und besondere Umgebung, in der sie wachsen und sich entfalten können. Die angebotene Surf- und Meerestherapie regt die persönliche Weiterentwicklung an, ob es nun um Zwischenmenschliches, den Gleichgewichtssinn oder Koordination geht.

Surfen erfordert den direkten Kontakt zum und die Immersion in Wasser. Es kann eine Pause vom Alltag, von hartnäckigen Ängsten und von Behinderungen sein. Forschung stützt das Konzept von Surfen als Therapieform, und es wird in Zusammenhang mit einem größeren Selbstbewusstsein bei jungen Leuten gebracht. Wer sich beispielsweise vor einer Surfsession gestresst und ängstlich gefühlt hat, könnte anschließend von Freude erfüllt sein. Auch die Verbundenheit zum Meer wächst.

Die gesundheitlichen Auswirkungen von Surfen als Therapie ergeben sich wahrscheinlich aus dem stetigen Wandel und der Dynamik, die das Meer ausmachen und die der Sport von den Menschen, die ihn betreiben, erfordert. Die Kraft der Wellen, das Gefühl einer Welle, wie sie über einem bricht, der Druck des Wassers auf die Haut bzw. den Körper – all das kann zum Wohlbefinden beitragen. Außerdem können Surfstunden in einem Gruppensetting dabei helfen, sich durch die gemeinsamen Erlebnisse zugehörig zu fühlen und eine Identität zu bilden.

Surfen lernen

Wieso probierst du es nicht einfach mal selbst aus? Alle Menschen können vom Surfen profitieren – körperlich und psychisch. Wenn du das nächste Mal an einem Strand bist, dessen Wellen sich eignen, such dir eine gute Surfschule, und nimm Surfunterricht. Spüre die dynamische Energie der Wellen, und gönne deinem Körper ein Mini-Workout durch das Balancieren auf dem Board. Das Gefühl, die erste Welle zu reiten und durch die Kraft der Natur zurück an den Strand getrieben zu werden ist absolut unvergleichlich. Fast ein bisschen wie Fliegen. Dieser Adrenalin- und Endorphinrausch wird in Surfkreisen als „Stoke“ bezeichnet.

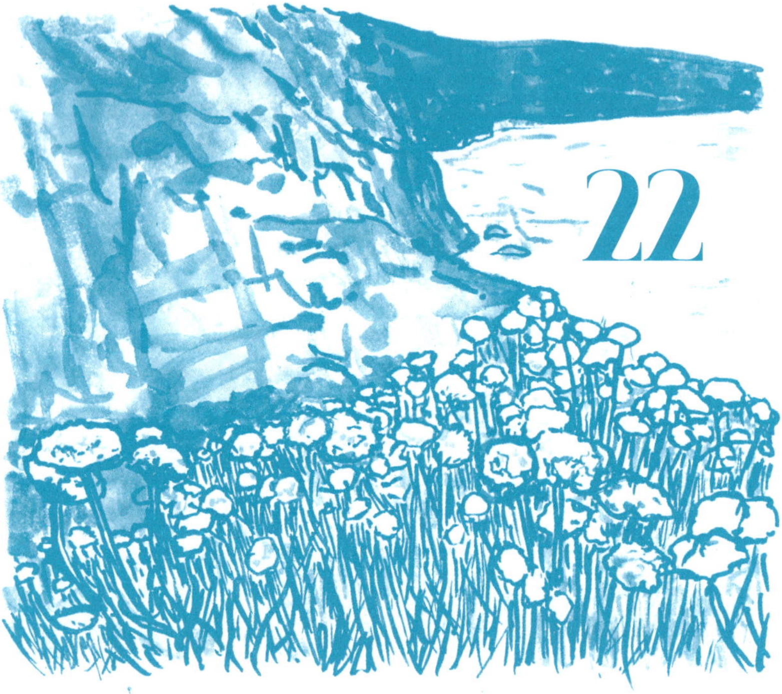

Flower-Power

Küstenpflanzen sind extrem widerstandsfähig und haben sich an ihre raue, salzige, windige und immer im Wechsel begriffene Umgebung angepasst. Die meisten von ihnen haben dadurch einzigartige Eigenschaften und sind in einem bestimmten Habitat endemisch, das heißt, dass sie nirgendwo sonst wachsen. Die **Salzmiere** beispielsweise (auch Strandportulak genannt) hat weiße, sternförmige Blüten und wächst an Stränden und auf Dünen. Ihre dicken, fleischigen Blätter speichern Feuchtigkeit, und ihr bis in tiefe Bodenschichten hinabreichendes Wurzelsystem hilft ihr dabei, salzigen Böen und Verwehungen des sandigen Untergrunds zu trotzen.

Meine Lieblingsblumen sind **Grasnelken**. Sie sind für mich Resilienz in Pflanzenform. Sie wachsen in Erdklumpen, die sich an Klippenkanten oder in Felsspalten sammeln. Im Frühsommer entfalten sich die Kugeln auf den langen, dünnen, aber zähen Stängeln zu rosafarbenen oder violetten Blüten, die wie Lollis aussehen. Es macht den Pflanzen nichts aus, ein paar Spritzer Meerwasser abzubekommen oder gar zeitweise komplett unter Wasser zu stehen.
Sie nutzen das Salzwasser dazu, ihre Blätter zu schützen, und kommen auch mit nur wenig Wasser aus.

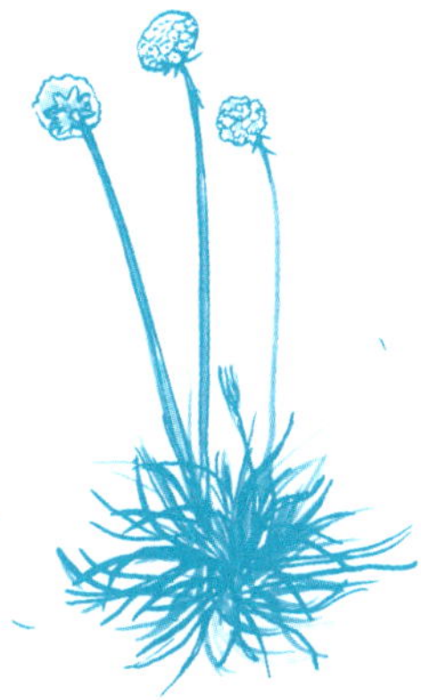

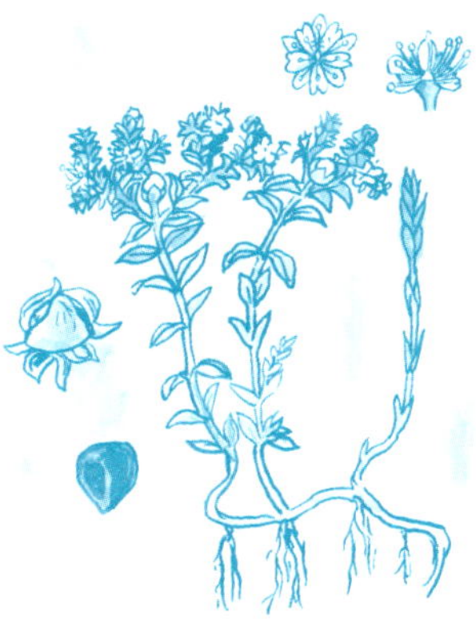

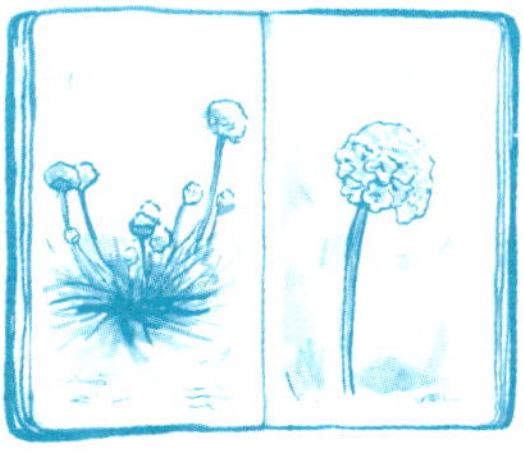

Draußen kreativ zu werden kann sich positiv auf unsere Laune auswirken und uns resilienter machen. Begib dich an der Küste auf die Suche nach Pflanzen und Blumen und zeichne die, die dir gefallen. Achte darauf, welche Formen, Farben und Texturen dich ansprechen. Du könntest ganz nah herangehen und Blattadern verewigen oder einen Schritt zurücktreten und die Pflanze in ihrem Habitat malen. Statt zu zeichnen oder zu malen könntest du auch die Blattstruktur abpausen oder abgefallene Blüten pressen.
Achtung: Küstenhabitate sind sehr empfindlich, was äußere Einflüsse angeht. Du solltest niemals einfach Blumen pflücken – es könnte sich um seltene Arten handeln. Überlass sie lieber Bestäubern wie Bienen.

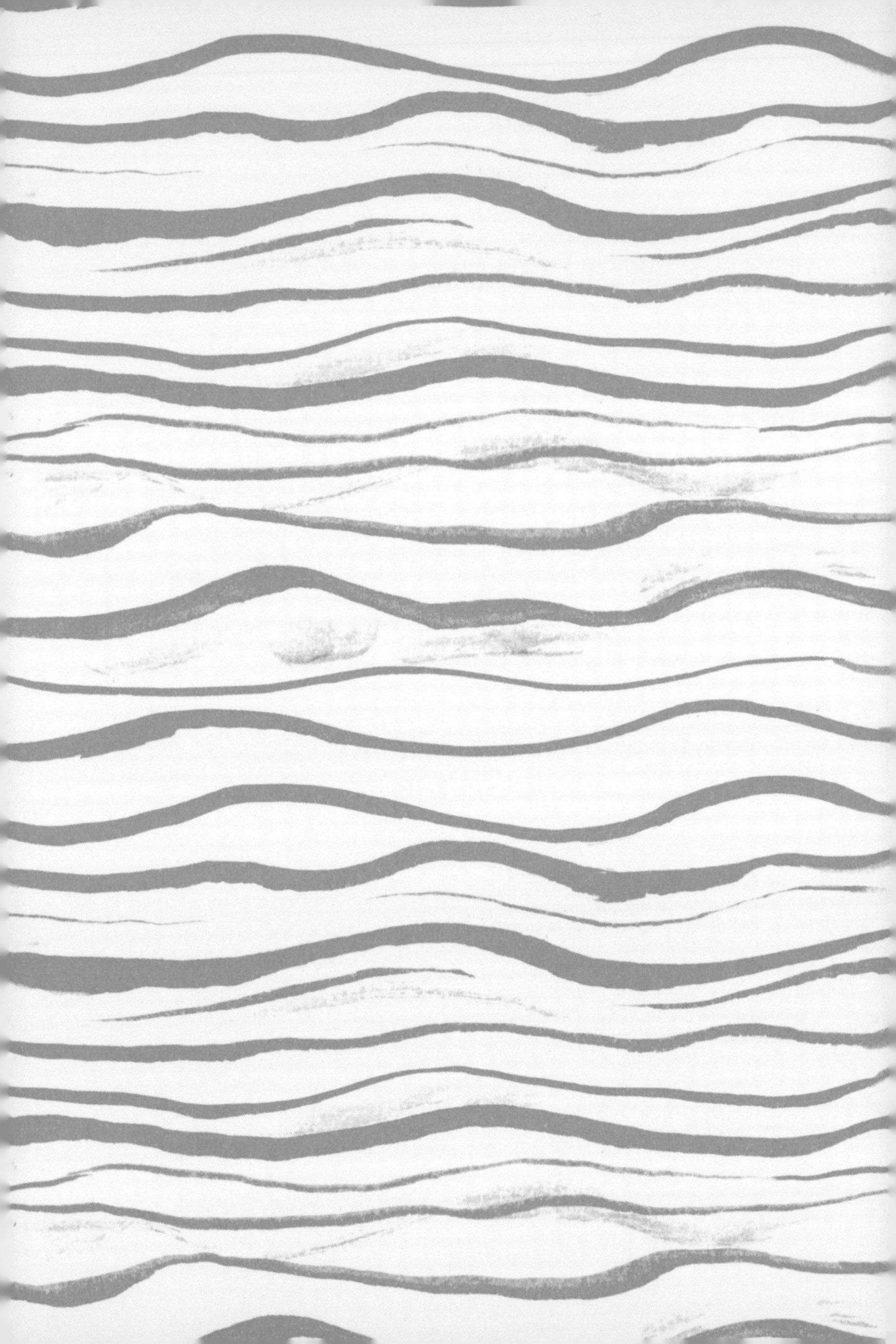

Das Meer ruft

Wer einmal die Ohren für den Ruf des Meeres geöffnet hat, wird ihn nur schwer wieder ausblenden können. Seit Jahrtausenden zieht es uns Menschen ans Meer – nicht nur, um Nahrung zu fangen und zu sammeln, zu reisen oder Güter zu transportieren, sondern auch zum Entspannen und Spielen. Der Rhythmus des Meeres kann uns dazu anregen, mehr auf unseren eigenen Rhythmus zu achten und zur Ruhe zu kommen. Der weite Horizont hält uns an, achtsam zu sein und unsere Umgebung mit frischem Blick wahrzunehmen. Ein einfacher Strand kann als Leinwand für unsere künstlerische Seite fungieren. In diesem Kapitel stelle ich dir einige Wege vor, wie du deine Verbindung zum Meer auf eine verspielte und verantwortungsvolle Weise stärken kannst.

23

Strandgut

Vielleicht suchen wir Menschen so gern Dinge am Strand, weil unsere Vorfahren dort Nahrung oder Treibholz für Feuer beschafft haben. Vielleicht wollten aber auch unsere Vorfahren einfach nur ihre Neugier stillen und Ungewöhnliches entdecken. Das aufmerksame Spazieren am Strand entlang kann sogar dem Umweltschutz und der Wissenschaft dienen, denn wenn du regelmäßig auf Veränderungen deines Küstenabschnitts achtest, kannst du Umweltverschmutzungen entdecken. Und falls du gestrandete Tiere findest, kannst du entsprechende Hilfsorganisationen alarmieren. Außerdem lässt sich das Ausschauhalten nach Strandgut hervorragend mit einer kleinen Müllsammelaktion kombinieren (s. S. 133–136).

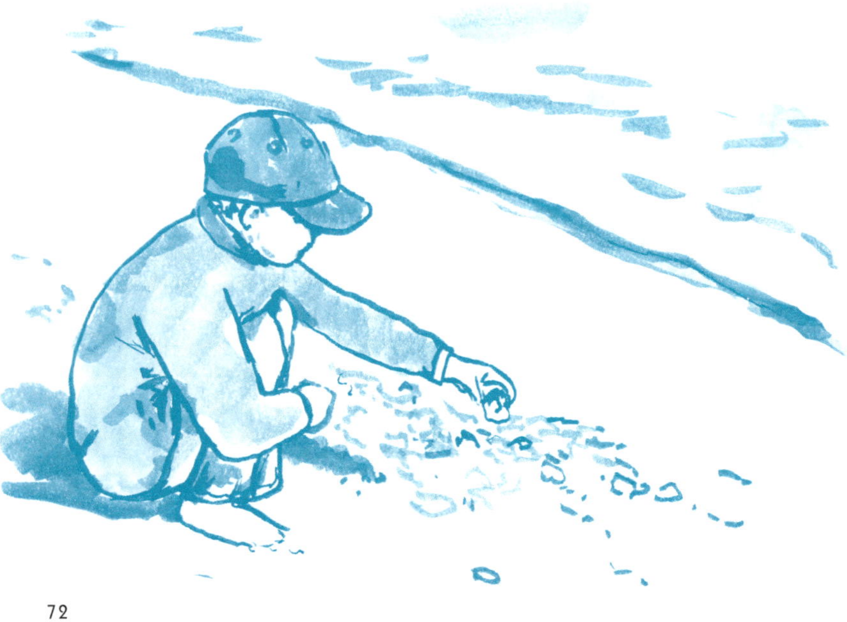

Das Entdecken von Strandgut ist für mich wie das Zusammenpuzzeln einer Geschichte, die das Meer uns erzählen will. Leider ist es immer öfter die Geschichte verschwenderischer Verhaltensweisen, an den Strand gespült in Form von Müll. Wieder an anderen Tagen erteilt uns das Meer eine Lektion

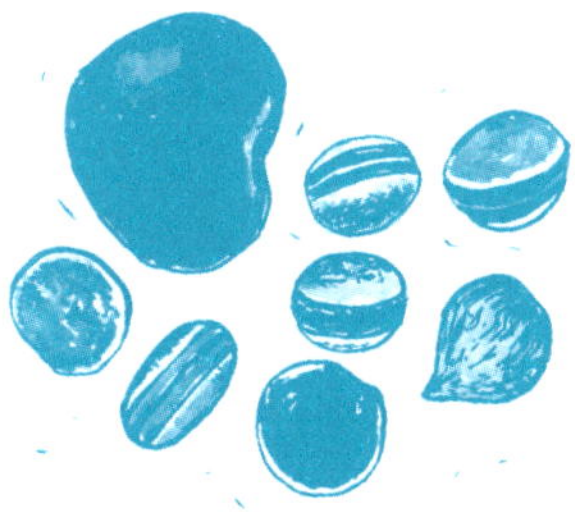

in Sachen Strömungen – nämlich dann, wenn es tropische Samen (zum Beispiel von Strandbohnen) an kältere Ufer trägt. Diese Samen können die unterschiedlichsten Formen und Größen haben. An anderen Tagen offenbart der Strand Dinge, die seit

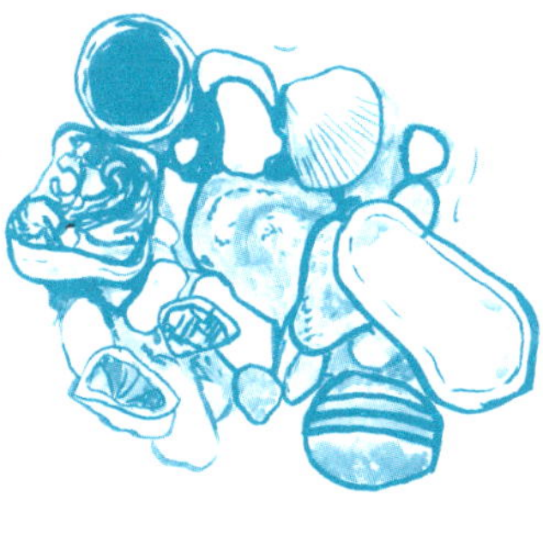

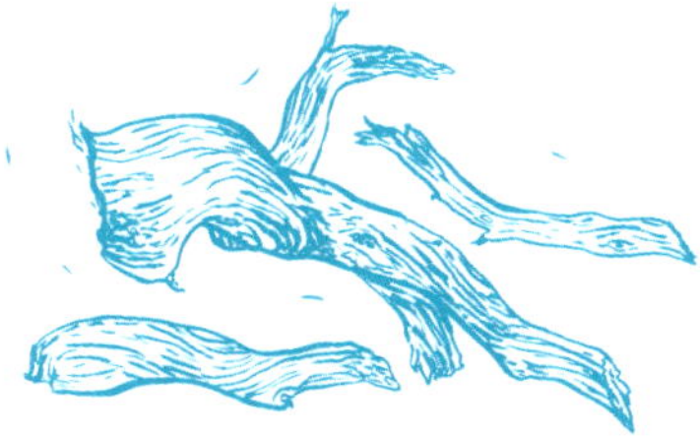

Ewigkeiten im Sand begraben waren: zum Beispiel einen jahrhundertealten Walzahn. Früher wurden Wale gefangen, um ihren Tran zu Lampenöl weiterzuverarbeiten. Außerdem sollen sie magische Fähigkeiten besitzen, die besonders Frauen zugutekommen, die schwanger werden wollen. Deshalb werden sie oft über Generationen von

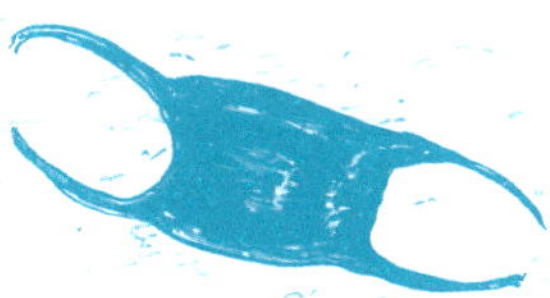

Mutter an Tochter weitergereicht. Ich finde solche aufmerksamen Strandspaziergänge sehr meditativ. Ich halte Ausschau nach Dingen wie Kieseln, die ich aufgrund ihrer Farbe oder ihrer Musterung schön finde, ungewöhnlich geformtem Treibholz, Meerglas oder Nixentaschen (leere Eikapseln, s. S. 74). Aber Achtung: Muscheln sind ein essenzieller Bestandteil mariner Ökosysteme, also lass sie bitte am Strand zurück (s. S. 76–79).

24

Eiersuche am Strand

Wenn du am Strand spazieren (s. S. 72) gehst, kannst du der Forschung eine große Hilfe sein, indem du deine Funde bei Diensten wie *BeachExplorer* meldest. Eine weitere Anlaufstelle ist die *Great Eggcase Hunt* des *Shark Trust*, eine aus dem Vereinigten Königreich stammende Initiative, die inzwischen aber auf der ganzen Welt verbreitet ist.

Erhebungen wie die *Great Eggcase Hunt* helfen dabei, das Vorkommen und die Vielfalt von Spezies zu dokumentieren, in diesem Fall von Haien und Rochen. Denn manche Haie und alle Echten Rochen legen Eier. Nachdem die Jungen geschlüpft sind, bleibt die ledrige Eikapsel zurück (im Volksmund auch Nixentasche genannt), und wird an den Strand gespült. Über die Größe, Form und Farbe dieser Kapseln können Forschende bestimmen, zu welcher Spezies sie gehören, und du kannst dabei helfen, die Frage zu beantworten, welche Haie und Rochen im Meer vor deinem Küstenabschnitt leben.

Ähnliche Projekte gibt es auf der ganzen Welt.
Du könntest auch deine eigene Eiersuche starten und
zum Schutz dieser wichtigen Spezies beitragen.

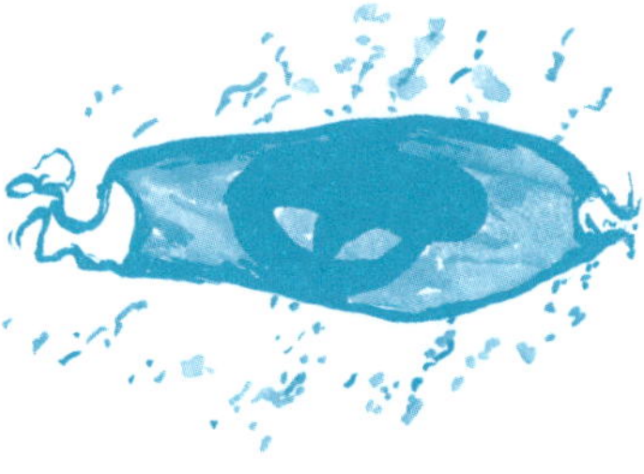

Warum ist es wichtig, dass Haie und Rochen erforscht und geschützt werden?

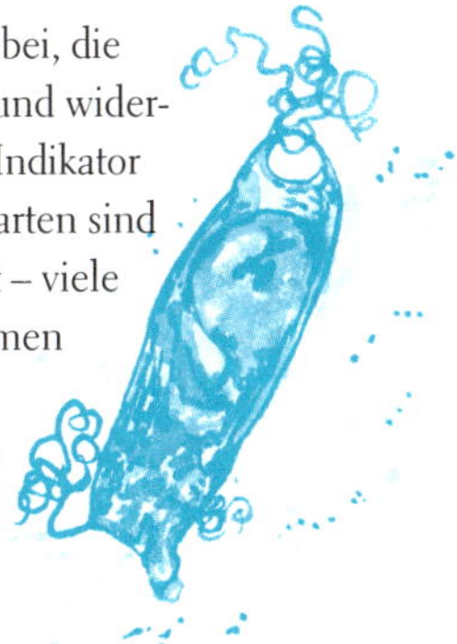

Haie stehen an der Spitze der Nahrungskette. Sie helfen dabei, die Artenvielfalt zu regulieren und tragen zu einem gesunden und widerstandsfähigen Ökosystem bei. Deshalb sind Haie ein guter Indikator für die insgesamte Gesundheit des Meeres. Doch viele Haiarten sind bedroht, und jedes Jahr werden 100 Millionen Haie getötet – viele von ihnen illegalerweise wegen ihrer Flossen. Rochen nehmen im öffentlichen Bewusstsein weniger Raum ein, werden aber ebenfalls stark befischt. Sie sind daher ebenso bedroht wie Haie, wenn nicht noch mehr. Doch es gibt kaum Organisationen, die sich für ihren Schutz einsetzen.

Tipps für die Eiersuche vom *Shark Trust*

- Achte am Strand auf deine Sicherheit – sieh dir vorher die Wettervorhersage und den Tidenkalender an, und halte dich von Klippen fern. Nimm einen Stock zu Hilfe, statt Seetanghaufen mit den Händen zu durchwühlen.
- Respektiere Tiere und ihre Lebensräume. Nimm niemals lebendige Tiere von der Küste mit nach Hause.
- Eikapseln befinden sich normalerweise im Seetang an einer Tidenlinie (s. S. 23). Oft sind sie schwer zu entdecken, also sieh genau hin!
- Du kannst zu jeder Jahreszeit Eikapseln finden, aber nach einem Unwetter ist es wahrscheinlicher, weil dann viel Seetang und andere Dinge an den Strand gespült wurden.
- Überprüfe, ob die Eikapsel auch wirklich leer ist. Leere Kapseln haben keinen weiteren Zweck – sie werden nicht von Einsiedlerkrebsen als Haus benutzt und zersetzen sich auch nicht zu Sand.
- Wenn du eine Eikapsel gefunden hast, fotografiere sie, und dokumentiere deinen Fund in der Datenbank des *Shark Trust* (s. S. 143) oder bei deiner lokalen Naturschutzorganisation.

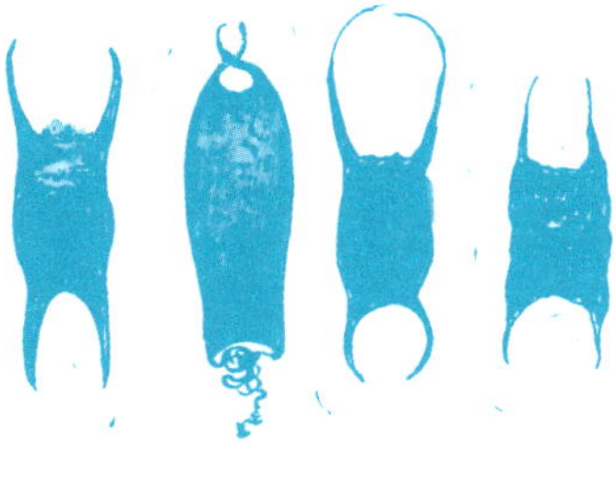

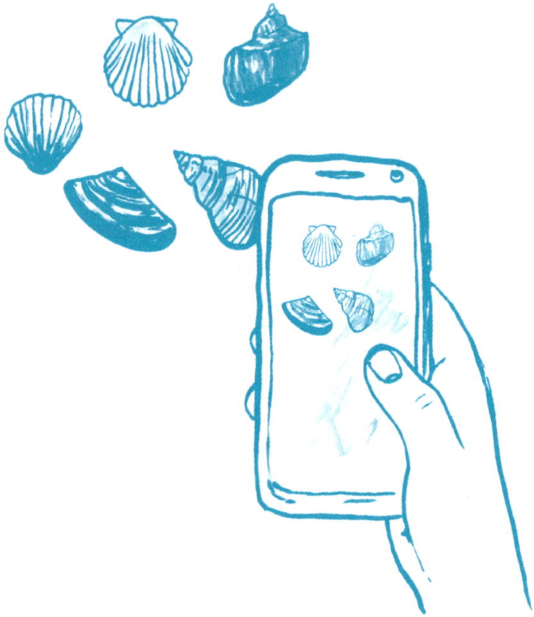

25

Muscheln

Muschelschalen und Schneckenhäuser sind die harte, äußere Schutzschicht (das Exoskelett) eines im Meer lebenden Tieres. Bei diesen Tieren handelt es sich in der Regel um Weichtiere wie Meeresschnecken oder die eigentlichen Muscheln wie Venusmuscheln oder Austern. Schätzungen zufolge gibt es zwischen 70.000 und 120.000 bekannte Spezies, die in Schalen leben.

Die Schalen bestehen aus extrem beständigem Calciumcarbonat, das von der Haut des Weichtieres hergestellt wird. Am Strand liegende Muscheln können einen Tag alt sein – oder tausende von Jahren. Muschelschalen und Schneckenhäuser gehören zu den faszinierendsten Konstruktionen der Natur.

Nicht nur Schneckenhäuser haben eine Spiralform – sondern auch der Samenstand von Sonnenblumen, Wirbelstürme und ganze Galaxien. Viele Menschen sehen darin ein Zeichen für die Zyklushaftigkeit des Leben oder ein Symbol der Schöpfung oder Unendlichkeit. Die Spiralform von Schneckenhäusern inspiriert schon seit frühester Menschheitsgeschichte Kunst und Architektur. Muschelschalen und Schneckenhäuser haben uns Menschen schon immer fasziniert und wurden von uns geschätzt, entweder als Schmuck, Währung oder als Bestandteil spiritueller Zeremonien. Hier einige Arten, die du bei deinem nächsten Strandausflug entdecken könntest:

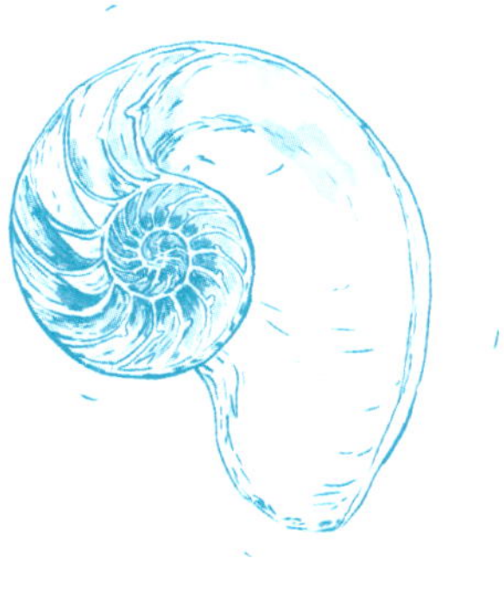

Diese typischen spiralförmigen Gehäuse gehören Meeresschnecken und sind in vielen Religionen von Bedeutung: Im Islam stehen sie für das Hören des Wort Gottes, im Buddhismus für das Erwachen aus der Ignoranz. Auch im Hinduismus, im Christentum und vielen indigenen Kulturen tauchen sie auf. Die Schneckenhäuser können wie ein Horn als Blasinstrument verwendet werden. In Polynesien heißen solche Schneckenhörner *pu* und werden in Zeremonien genutzt. Auch heute noch sind sie fester Bestandteil von bspw. Hochzeiten oder werden bei Sonnenuntergang geblasen, um sich für den Tag zu bedanken.

Kaurischnecken wurden, ausgehend vom alten China und Indien, als Währung verwendet. Handelsleute führten die Währung in Afrika ein, von wo aus sie sich nach und nach an vielen Orten weltweit verbreitete und bis zur Mitte des 20. Jahrhunderts genutzt wurde. Kaurischnecken waren außerdem beliebte Talismane und sollten Heilung, Fruchtbarkeit, magische Kräfte oder einfach nur Glück bringen. Das Altgriechische Wort κτείς konnte sowohl zur Bezeichnung von Kaurischnecken genutzt werden als auch als Euphemismus für die Vulva.

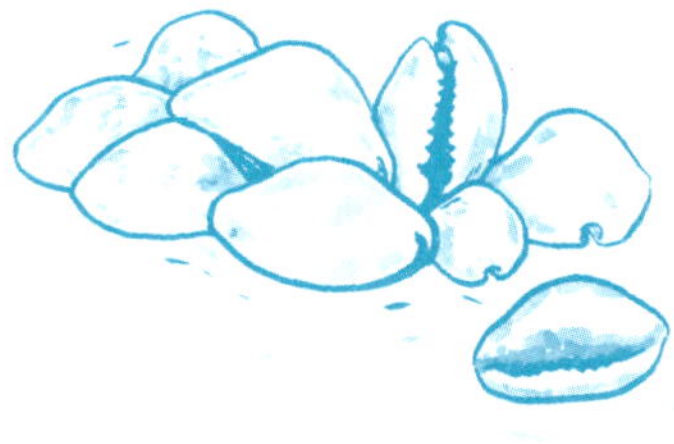

Muscheln und Schneckenhäuser sind schön und manchmal sogar wertvoll, und deshalb kann es verlockend sein, sie zu sammeln – aber damit schadest du dem jeweiligen Ökosystem und seinen Spezies. Muschelschalen und Gehäuse sind wichtig für viele natürliche Prozesse und sogar lebenswichtig für manche Tiere. Beispielsweise wären Einsiedlerkrebse, die in leeren Schneckenhäusern leben, ohne diese ihren Feinden schutzlos ausgeliefert. Sie selbst sind nämlich nicht in der Lage, ein Haus zu produzieren. Wird ein Einsiedlerkrebs irgendwann zu groß für das Haus, in dem er lebt, muss er sich ein neues suchen – und wenn er kein passendes findet, hat er sehr schlechte Karten.

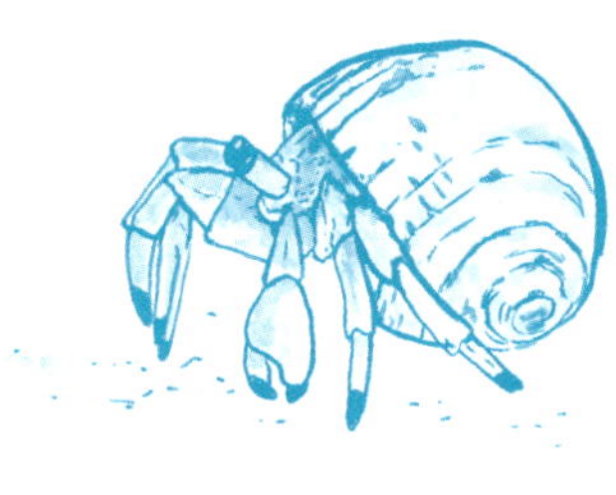

Aber Muscheln und Schneckenhäuser sind nicht nur für Einsiedlerkrebse wichtig. Auch verschiedene Fische und Kopffüßer nutzen leere Schalen, um sich vor Räubern zu verstecken. Einige Meerestiere verwenden sogar leere oder kaputte Schalen als Baumaterial. Seepflanzen und Korallen nutzen Schalen als Anker, um am Meeresboden zu bleiben. Und manche Schneckenarten sind selbst Sammler – sie befestigen kleinere, leere Gehäuse an ihrem eigenen, um sich vor Räubern zu schützen.

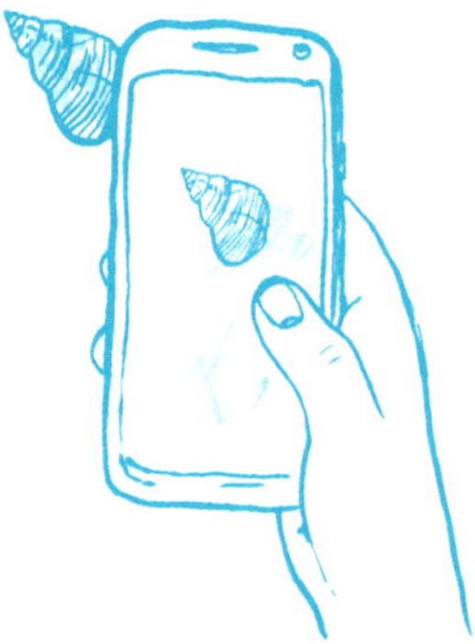

Zunehmender Strandtourismus und Menschen, die Muscheln und Schneckenhäuser von Stränden entfernen, können zu Erosion und einer Abnahme der Artenvielfalt führen. Wie wäre es also, wenn du deine Funde einfach fotografierst und eine Bildersammlung anfängst, statt sie mit nach Hause zu nehmen? Du könntest dir auch eine App herunterladen, die dir bei der Identifizierung hilft, oder dir für diese Zwecke einen Artenführer zulegen (s. S. 142–143).

Achtung: Der Kauf oder Verkauf von Muschelschalen und Schneckenhäusern ist mindestens problematisch und oft sogar illegal, ebenso wie die Einfuhr in andere Länder. Das liegt daran, das zum Kauf angebotene Muschelschalen und Schneckenhäuser sehr wahrscheinlich nicht in verlassenem Zustand gesammelt wurden, sondern dass die darin lebenden Tiere eigens getötet wurden, um ein Souvenir zu gewinnen. Du solltest auch niemals Muschelschalen oder Schneckenhäuser sammeln, in denen noch ein Tier lebt. Nicht nur stirbt das Tier, wenn es zu lange vom Meer entfernt wird, sondern manche Arten sind auch extrem giftig. Das Gift der Kegelschnecken kann sogar tödlich sein.

26

Gezeitentümpel

Das Erforschen von Gezeitentümpeln gehört zu meinen liebsten Kindheitserinnerungen. Schon sehr früh habe ich das vielfältige und reichhaltige Leben in diesen einzigartigen Habitaten kennengelernt.

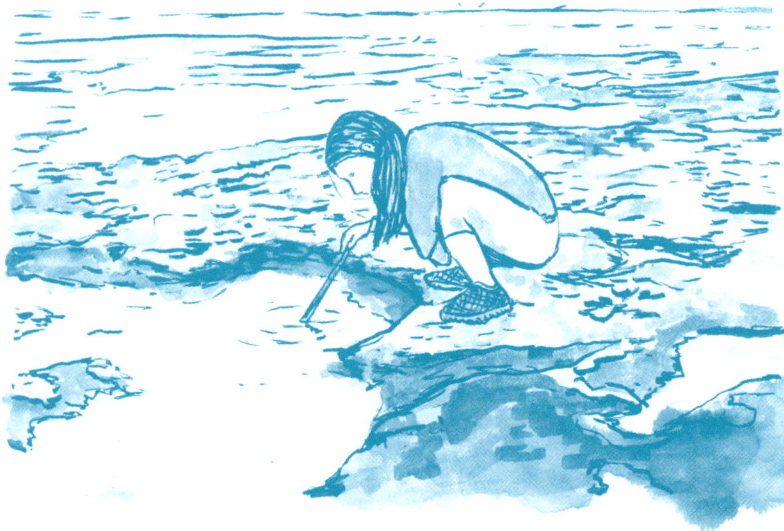

Der richtige Zeitpunkt

Timing ist das Wichtigste, wenn du auf Gezeitentümpel-Tour gehst. Die beste Zeit sind wärmere, ruhigere Monate, und natürlich sollte es Niedrigwasser sein. Je näher sich der Gezeitentümpel am Meer befindet, desto mehr Leben wirst du in der Regel darin finden.

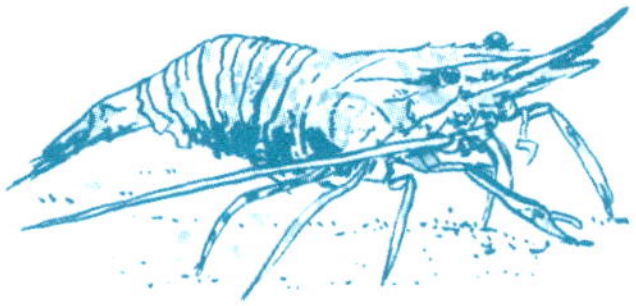

Was du finden kannst – ein kleiner Auszug

Seetang, Anemonen, Krabben, Garnelen, Fische, verschiedene Weichtiere und Schnecken, Seesterne, Seeigel …

Ein paar meiner Lieblingsfunde

Am meisten freue ich mich, wenn ich einen Schleimfisch finde. Diese Fische halten sich normalerweise am Boden des Tümpels auf und ruhen dort auf ihren Vorderflossen. Wenn du stillhältst und keinen Schatten wirfst, kannst du vielleicht sehen, wie er Wasser durch seine Kiemen pumpt.

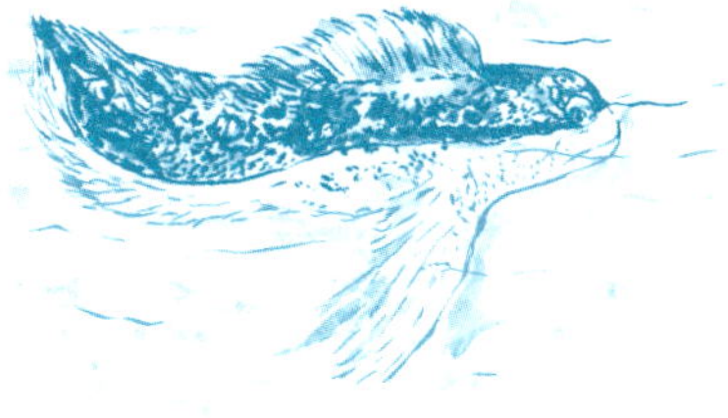

Napfschnecken sind häufig in Küstenbereichen zu finden, und sie haften sich in der Regel an die Ränder von Gezeitentümpeln. Trotz ihres häufigen Vorkommens sind sie faszinierende Tiere. Ihre Saugkraft ist so stark, dass so gut wie nichts sie von ihrem Untergrund abziehen kann. Außerdem gehört ihnen das härteste biologische Material, das je entdeckt wurde: Ihre Radula (ihr Mundwerkzeug) kann Stein abreiben, ist härter als Kevlar und kann dem Druck widerstehen, der nötig ist, um aus Kohlenstoff Diamant zu formen. Diese Entdeckung könnte die Technologie einer Vielzahl von Branchen – von der Autoherstellung bis hin zur Zahnmedizin – voranbringen.

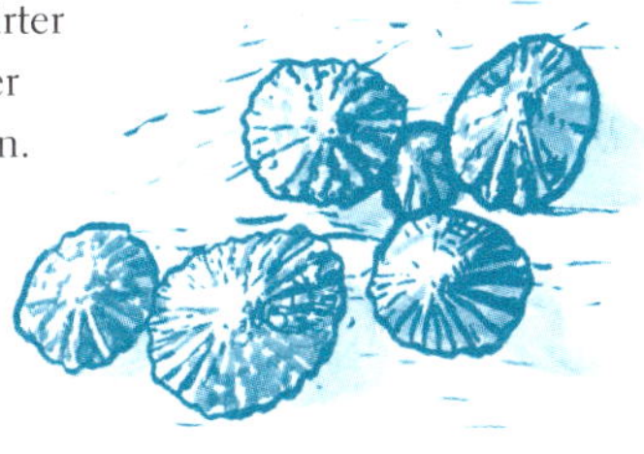

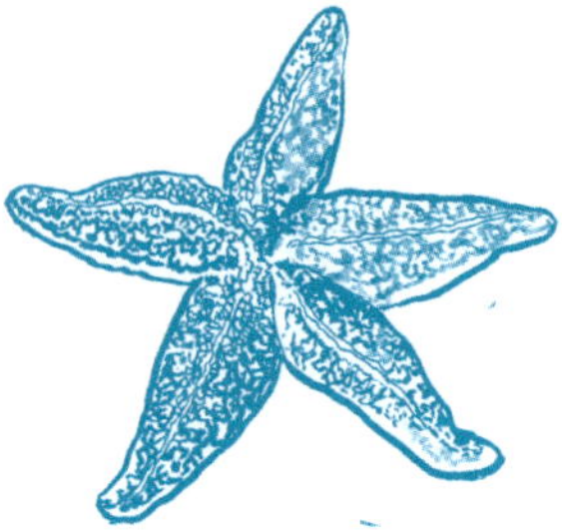

Seesterne sind ein besonders schöner Fund. Aber sie mögen es nicht, aus dem Wasser genommen zu werden. Falls du also unbedingt einen anfassen möchtest, belasse ihn im Gezeitentümpel oder gib ihn (übergangsweise!) in einen Eimer Wasser. Wenn sie gestresst sind, rollen Seesterne die Enden ihrer Arme hoch. Spätestens dann solltest du sie also wieder in Ruhe lassen.

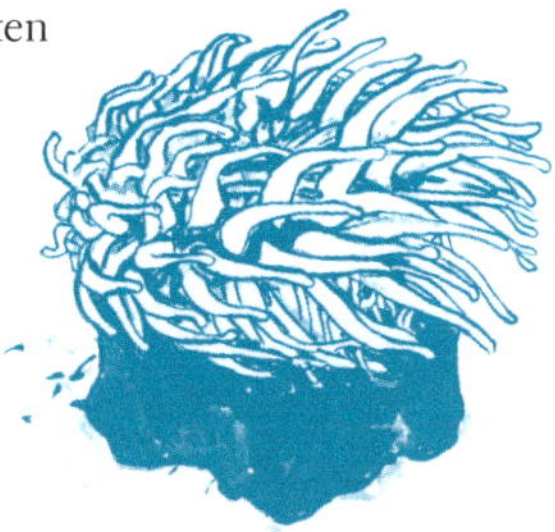

Seeanemonen gehören zu den eindrücklichsten Lebensformen eines Gezeitentümpels. Sie mögen zwar aussehen wie Pflanzen, sind aber in Wahrheit Raubtiere. Oft sind sie leuchtend rot, lila oder pink und heften sich an den Grund oder die Seiten eines Gezeitentümpels. Durch die Bewegung des Wassers wogen ihre Tentakel sanft hin und her und locken so kleineres Getier an, das dann von den Tentakeln ergriffen wird. Außerdem faszinierend an diesen Tieren ist, dass sie ihren Körper regenerieren können und damit bis zu einem gewissen Grad unsterblich sind. Die meisten Seeanemonen sind für uns nicht gefährlich – wir aber für sie. Wenn wir sie berühren, kann der Öl- und Bakterienfilm auf unserer Haut ihnen ernsthaften Schaden zufügen.

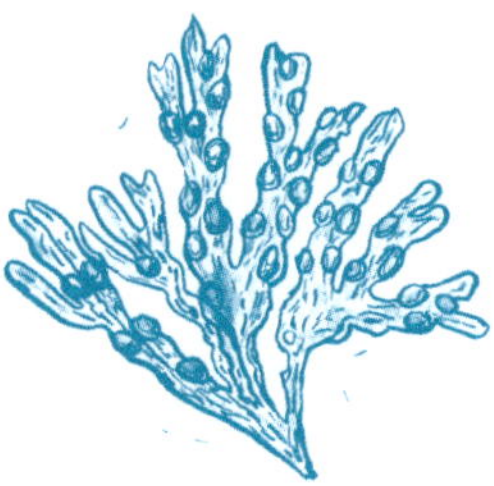

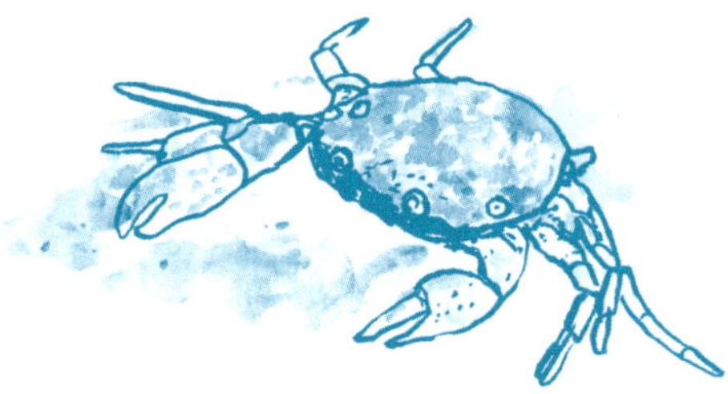

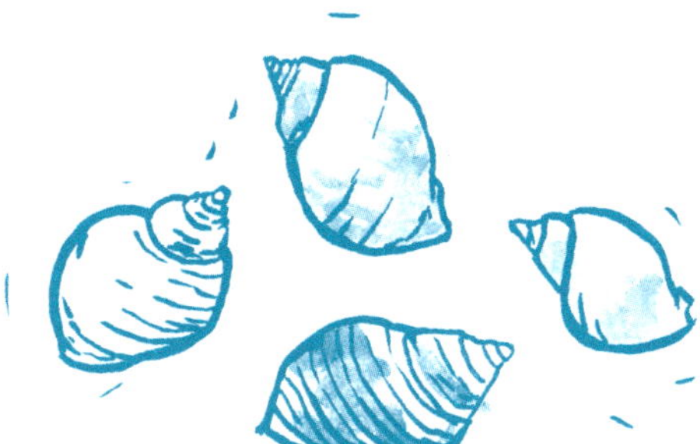

Nimm dir genügend Zeit, und lern die Lebewesen kennen, die du in Gezeitentümpeln findest. Was kannst du über sie und ihre Beziehungen zu anderen Arten und ihrer Umgebung lernen?

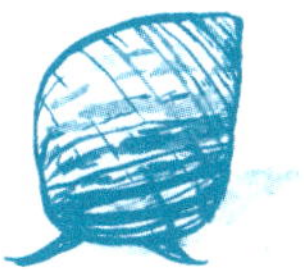

• DER KÜSTENKODEX •

- Achte auf deine Sicherheit – behalte die auflaufende Flut genau im Blick, und ziehe dich frühzeitig zurück, um nicht durch Priele von der Küste abgeschnitten zu werden.
- Gehe respektvoll mit Meereslebewesen um – lasse Seetang dort, wo du ihn findest, und lege jeden Stein wieder an Ort und Stelle zurück.
- Tiere sind keine Souvenirs – mach lieber Fotos. Vermeide es möglichst, Meerestiere anzufassen, und entlasse sie immer wieder in den Gezeitentümpel, falls du sie daraus entfernt hast.
- Pass auf, wo du hintrittst – so vermeidest du es, Pflanzen und Tieren Schaden zuzufügen und auf glitschigem Seetang auszurutschen. Trage möglichst Schuhe mit einem guten Profil.

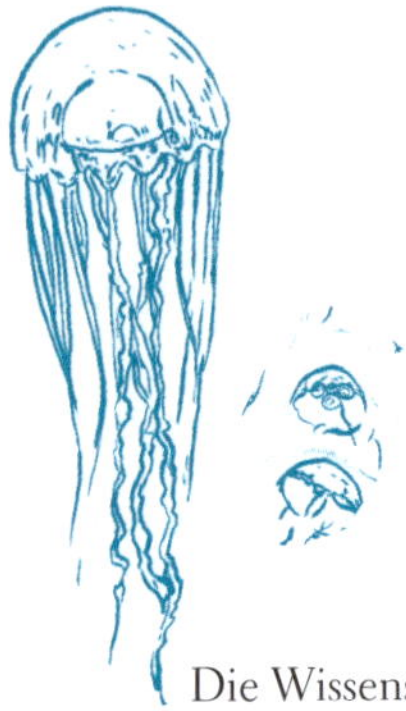

27

Quallen

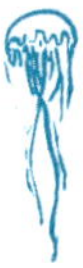

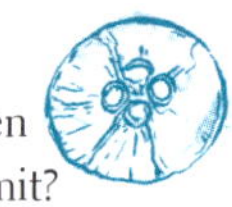

Die Wissenschaft braucht unsere Hilfe, um mehr über Quallen herauszufinden. Immer mehr Freiwillige engagieren sich und tragen zu Schutzbemühungen und Monitoring-Projekten bei – machst du mit?

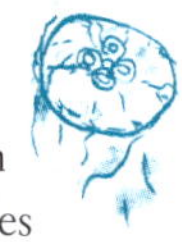

Warum brauchen wir Daten zu Quallen?

Quallen sind schon seit 500 Millionen Jahren Teil des marinen Ökosystems und spielen eine wichtige Rolle im Nahrungsnetz des Meeres. Auf der ganzen Welt werden immer wieder dramatische Veränderungen und „Quallenblüten" (große Quallenschwärme) gemeldet, doch noch tappt die Wissenschaft bei der Erklärung dieses Phänomens im Dunkeln. Es wird vermutet, dass diese Blüten mit höheren Wassertemperaturen und einem geringeren Sauerstoffgehalt des Wassers im Zusammenhang stehen, beides Folgen des Klimawandels und der Verschmutzung der Meere. Ein besseres Verständnis der Quallen könnte uns dabei helfen, diese Veränderungen des Ozeans ebenfalls besser zu verstehen.

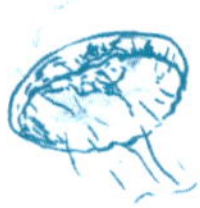

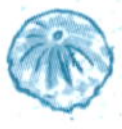

Beispiele für quallenspezifische Citizen-Science-Initiativen sind die *Big Jellyfish Hunt* in Irland, *Jellywatch* in den USA und das *Great British Jellywatch Weekend* im Vereinigten Königreich. Sie alle bitten Interessierte, Quallenfunde zu melden – Farbe und Größe, tot oder lebendig, im Schwarm oder alleine unterwegs und so weiter.

Durch diese Meldungen erhält die Wissenschaft eine viel umfangreichere Datenbasis, die ein viel größeres Gebiet abdeckt – und in der Folge können wir alle besser verstehen, was in unseren Meeren passiert.

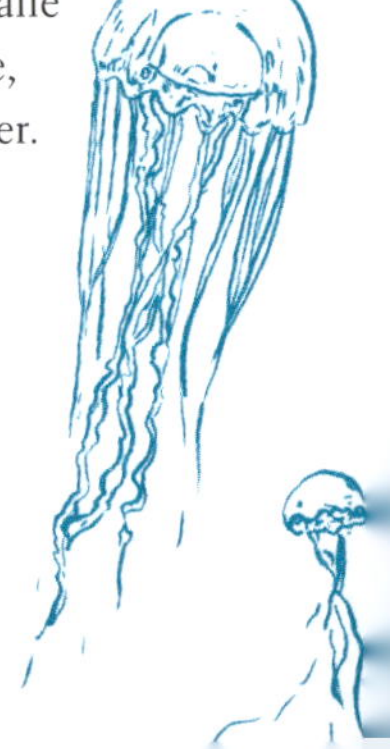

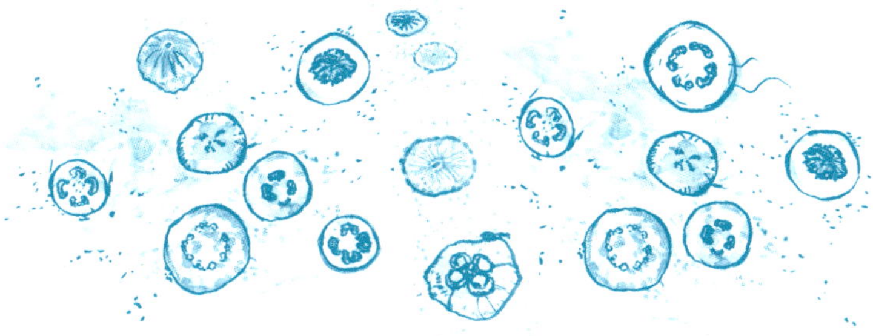

Wenn du also das nächste Mal am Meer oder am Strand bist, halte nach Quallen Ausschau. Der beste Zeitpunkt dafür ist nach warmem Wetter, viel Wind oder starkem Regen, und am wahrscheinlichsten findest du Quallen entlang der Flutlinie. An den Strand gespülte Quallen sind normalerweise ein Zeichen dafür, dass auch im Wasser Quallen zu finden sind. Du solltest aber keine Quallen berühren, denn manche Arten sind giftig. Zähl sie einfach oder mach ein Foto, und melde deinen Fund (s. S. 143).

• ERSTE HILFE BEI QUALLENKONTAKT •

Manche Quallenarten haben in ihren Tentakeln Nesselzellen (Nematozysten) mit Gift. Normalerweise fangen die Quallen damit ihre Beute, aber bei Berührung können diese Zellen auch uns Menschen verbrennen. Neuere Forschungsergebnisse empfehlen folgende Vorgehensweise, falls du von einer Qualle verbrannt wurdest:

1. Entferne alle Tentakeln, die sich noch auf deiner Haut befinden, mit einer Pinzette.
2. Spüle die betroffene Stelle mit Essig ab.
3. Tauche die Stelle in heißes (45 °C) Wasser ein oder lege ein Wärmekissen darauf.
4. Lass die Stelle ruhen, damit die Entzündung abklingen kann und sich nicht weiter ausbreitet.

Falls deine Symptome sich verschlimmern oder eine heftigere Reaktion auftritt, solltest du sofort ärztliche Hilfe in Anspruch nehmen.

28

Schatzsuche am Meer

Meine Eltern haben ständig für meine Schwester und mich Schatzsuchen organisiert, wenn wir an den Strand wollten. Dadurch wurde der Strand zu einer riesigen Schatztruhe, deren Schätze nur darauf warteten, von uns entdeckt zu werden.

Diese Aktivität eignet sich für Freunde, Familien oder eine Gruppe. Erstellt eine Liste von Dingen, die man an der Küste oder am Strand finden kann, schnappt euch einen Eimer, um die Dinge zu sammeln, und legt los.

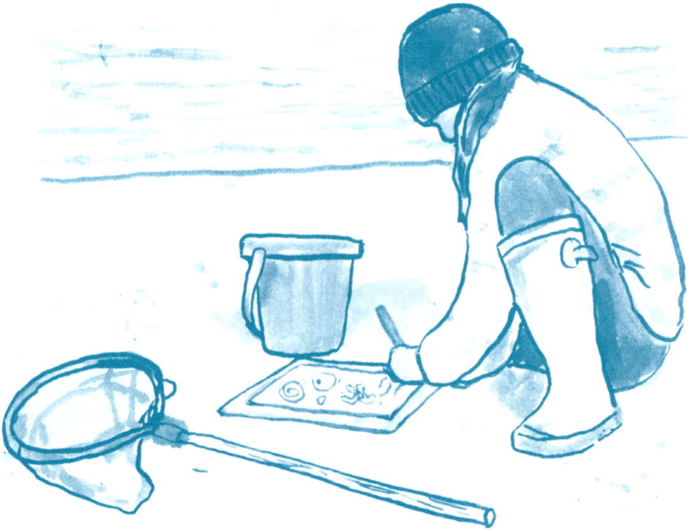

Ideen für eure Liste:

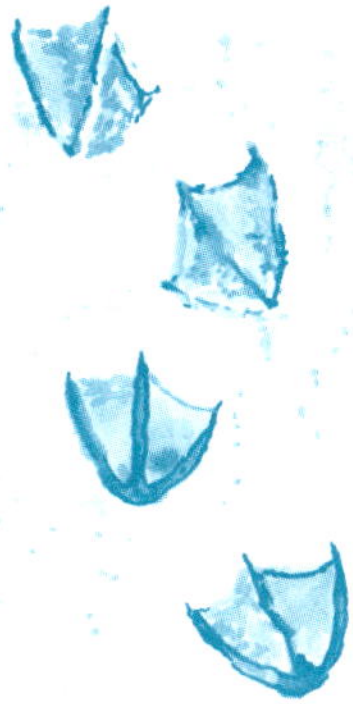

- Etwas Altes
- Etwas Neues
- Fußabdrücke oder Tierspuren
- Nixentasche
- Meerglas
- Etwas mit einem Spiralmuster
- Etwas Blaues

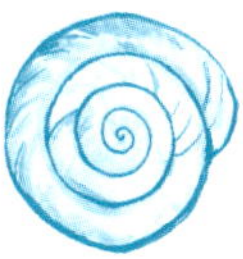

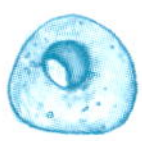

- Etwas, das sich weich anfühlt
- Etwas, das sich rau anfühlt
- Ein Stein mit einem Loch
- Ein Krabbenpanzer
- Etwas, das sich glitschig anfühlt
- Etwas, das kitzelt

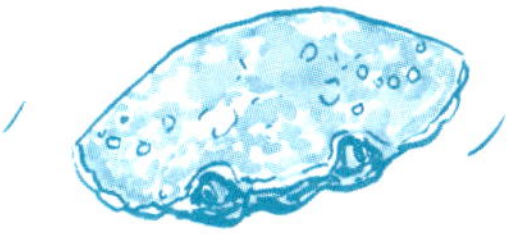

Zeigt euch eure Schätze und besprecht sie – es kann sehr aufschlussreich sein, unterschiedliche Perspektiven auf dasselbe Objekt kennenzulernen.

29

Sandskulpturen

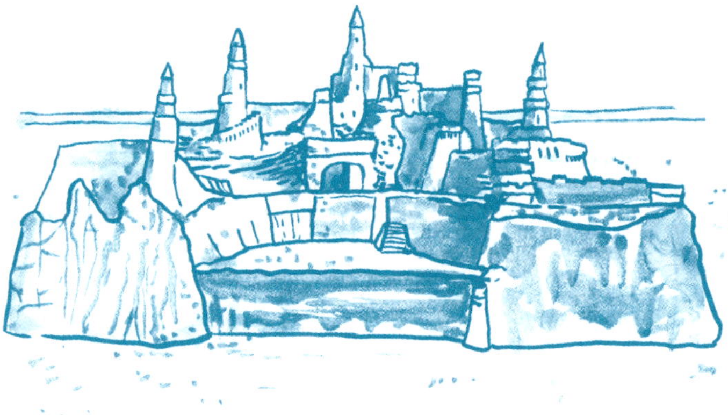

Sand ist ein großartiges Medium, aus dem sich die verschiedensten Skulpturen bauen lassen – von der kleinen Sandburg in Eimerform bis hin zu eindrucksvollen, lebensgroßen Werken. Die längste Sandskulptur der Welt entstand 2011 am Strand der Schaabe auf Rügen dank der Hilfe von 11.000 Menschen: Mit einer Länge von 27,3 Kilometern schaffte sie es ins Guinness-Buch der Rekorde.

Auf der ganzen Welt gibt es hunderte Sandskulpturenfestivals und -wettbewerbe. Dass Sand meist lediglich ein bisschen Wasser braucht, damit er zusammenhält (außer, er ist zu fein), macht ihn zu einem hervorragenden Material für Skulpturen.

Sandskulpturen-Challenge

Sobald du die Kunst der simplen Sandburg (man fülle einen Eimer mit feuchtem Sand, klopfe ihn fest, stülpe den Eimer um und entferne ihn vorsichtig) gemeistert hast, kannst du mit deinen Freunden oder deiner Familie deinen ganz eigenen Wettbewerb veranstalten – entweder aus Spaß oder um Spenden für einen guten Zweck zu sammeln.

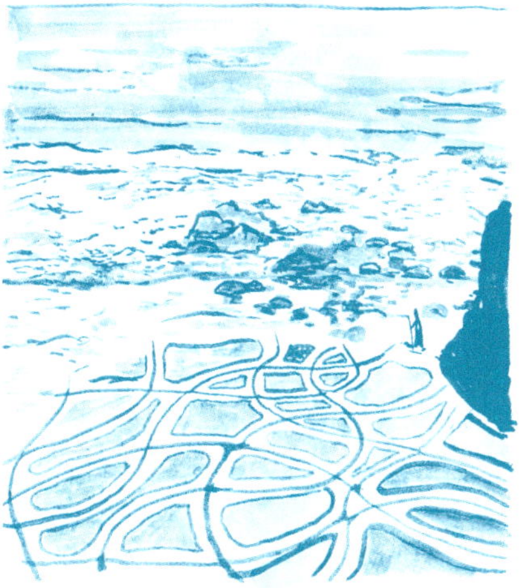

Ihr könntet euch zum Beispiel an einer Meerjungfrau, einem Meeresvogel, einer Qualle oder einem Surfbrett versuchen. Begebt euch zuerst auf die Suche nach Strandgut für euer Werk – Seetang als Haare für die Meerjungfrau oder als Quallententakel und Muscheln oder Flaschendeckel für die Augen. Jeglichen Müll, den ihr findet, könnt ihr gleich mitnehmen und korrekt entsorgen.

Alternativ könnt ihr auch einfach den Strand als Leinwand sehen und mit einer Harke oder einem Stock Muster und Bilder in den Sand malen. Das sieht nicht nur hübsch aus, sondern ist auch eine gute Lektion in Vergänglichkeit, wenn die Flut die Bilder wieder davonwäscht.

Das Meer erschafft seine ganz eigene Sandkunst. Wenn man nach einem Regenschauer an den Strand geht, findet man oft schöne Muster vor, die dadurch entstanden sind, dass das Wasser sich einen Weg ins Meer gesucht hat. Und an ruhigen Tagen mit kleinen Wellen hinterlässt das Meer am Strand perfekte Kanten oder Bögen. Fotos oder Zeichnungen von diesen Mustern können deiner kreativen Seite als Inspiration dienen.

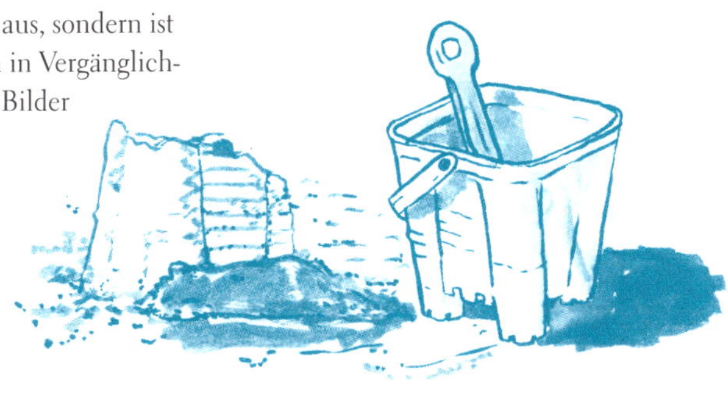

30

Sandboote

Als Kind habe ich es geliebt, mit meiner kleinen Schwester an den Strand zu gehen und ein Sandboot zu bauen. Wenn es fertig war, kletterten wir hinein und warteten auf das zurückkehrende Wasser, um Segel zu setzen. Letzten Endes mussten wir uns natürlich immer der Flut geschlagen geben. Das Wasser füllte unseren Graben und umschloss uns, doch bereits die erste, größere Welle spülte in unser Boot und zerstörte den Sandwall. Dann versuchten wir hektisch, aber vergeblich, das Wasser herauszuschöpfen. Es war auch ein Wettbewerb zwischen uns Schwestern: Welche von uns würde länger aushalten, welche würde zuerst komplett durchnässt aufgeben und das Schiff verlassen? Wenn wir schiffbrüchig nach Hause kamen, waren wir stets nass, aber glücklich.

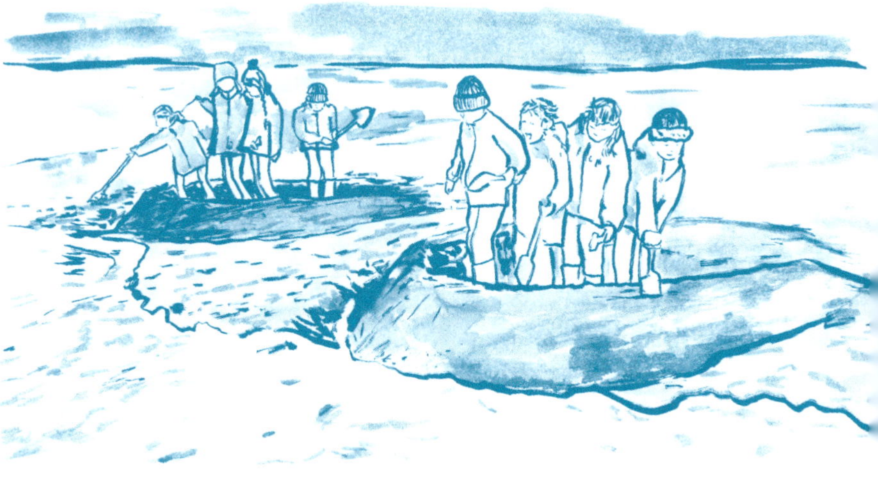

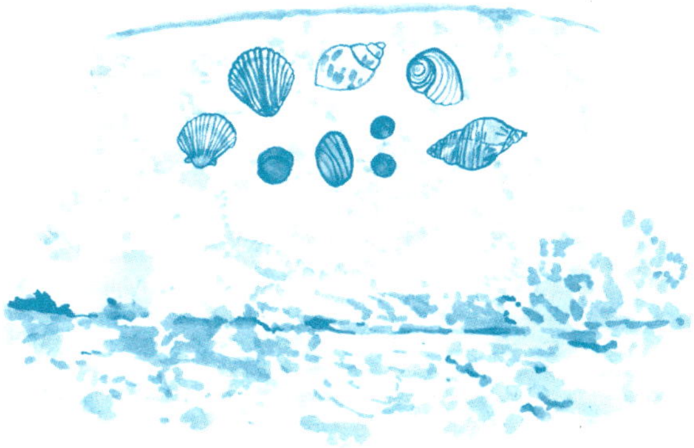

Anleitung für den Bau eines Sandboots

1. Zeichne mit einem Stock oder deinen Händen den Umriss deines Bootes in den Sand.

2. Hebe entlang dieser Linie einen tiefen Graben aus, und häufe den Sand auf – das sind die Seiten deines Bootes.

3. Falls der Sand sehr fein oder krümelig ist, feuchte ihn mit ein bisschen Wasser an. Versuch anschließend, mithilfe des Sandes oder mit Steinen das Innere deines Bootes auszustatten – zum Beispiel mit einem Sitz.

4. Ein paar Stücke Treibholz eignen sich hervorragend als Mast und Steuerrad, und aus Muscheln werden im Nu Kontrollinstrumente.

5. Falls dir die Flut zu langsam heranrollt, kannst du auch einen Kanal von deinem Graben zum Wasser buddeln, damit du schneller „in See stechen“ kannst.

31

Strandmandalas

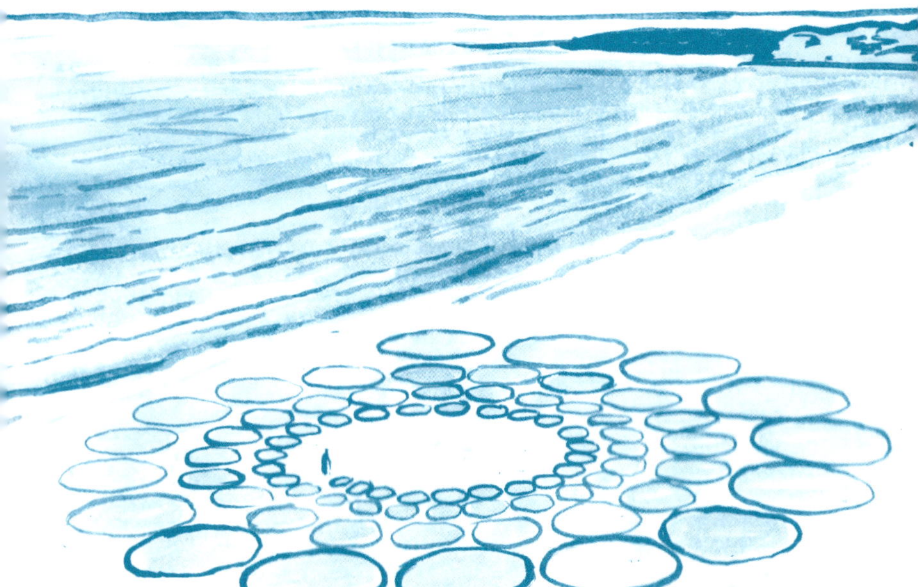

Mandalas sind eine uralte Kunstform und sollen oft unsere spirituelle Verbindung zur Welt darstellen. Die runde Form reicht zurück bis in unsere früheste Vorgeschichte: Spiralen und konzentrische Kreise wurden schon in Höhlenmalereien gefunden, wo sie wahrscheinlich die Zyklen der Natur und des Lebens symbolisieren sollten. Heute findet man Mandalas in vielen Kulturen, und sie werden oft in der Kunsttherapie eingesetzt.

Der Strand ist die perfekte Leinwand für unsere Kreativität. Ein Strandmandala kann die Zyklen verdeutlichen, die das Meer uns zeigt – Wellen, Gezeiten und Mondphasen. Nachdem du eine Runde nach Strandgut gesucht hast könntest du allein oder in der Gruppe ein Mandala mit den gefundenen natürlichen oder menschengemachten Objekten erstellen.

Beginne in der Mitte des zukünftigen Mandalas, und zeichne mithilfe eines Stocks einen kleinen Kreis um dich herum. Füge anschließend einen größeren hinzu. Wiederhole das so oft, wie du möchtest.

Füge den Kreisen anschließend Formen, Objekte oder Muster hinzu, bis du zufrieden bist. Falls ihr zu mehreren seid, wechselt euch einfach ab.

Diese Form der spielerischen Kreativität macht nicht nur Spaß, sondern ermöglicht es uns auch, ganz altersunabhängig unsere Umgebung zu erkunden, kennenzulernen und uns an sie anzupassen.

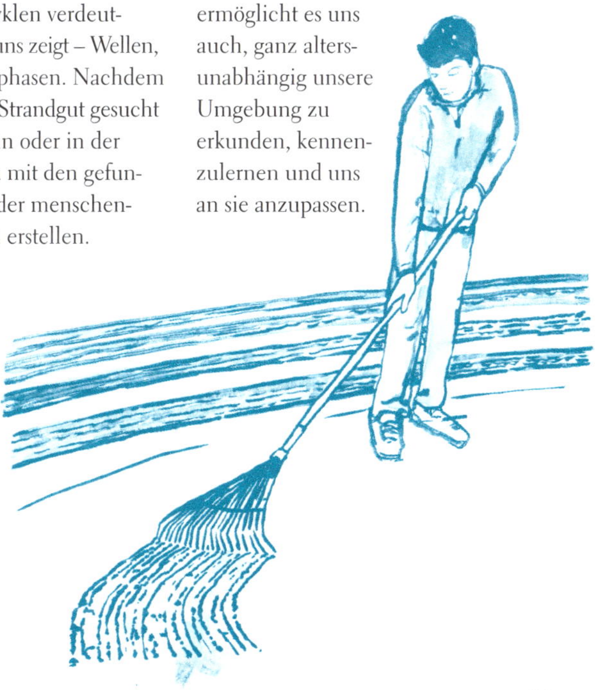

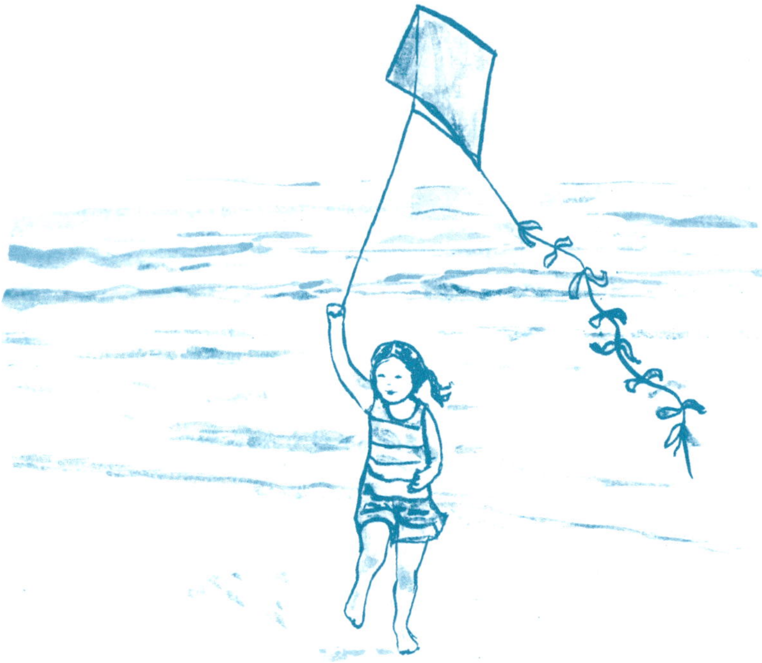

32

Drachen steigen lassen

Menschen erfreuen sich schon seit zwei- bis dreitausend Jahren an im Wind flatternden Drachen. Und ein langer, breiter Strand ist der ideale Ort, um Drachen steigen zu lassen und die eigenen Drachenflugkünste zu perfektionieren. Alles, was du dafür brauchst, ist eine sanfte Brise und eine zweite Person, die den Drachen hoch hält und im richtigen Moment loslässt, während du davonrennst. Deinen eigenen Drachen kannst du dir ganz einfach selber basteln.

Du brauchst

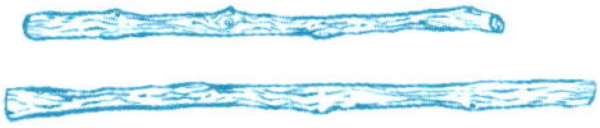

2 Stöcke oder Holzstangen,
1 davon ca. 120 cm lang (für den Rücken),
1 davon ca. 90 cm lang
(für die Querstange)

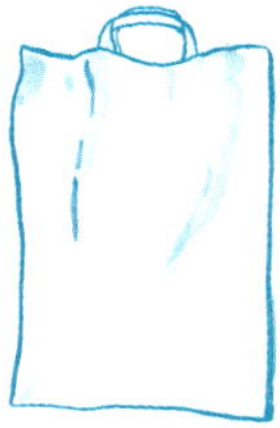

1 recycelte Plastiktüte oder
1 große Zeitungsseite

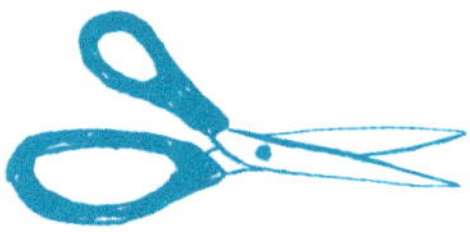

Schere

Stift

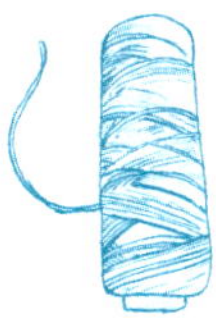

Faden

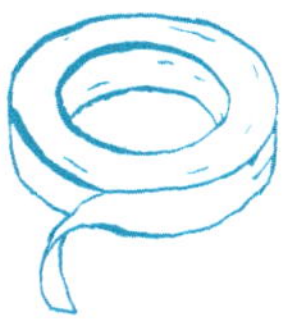

Krepp- oder
Klebeband

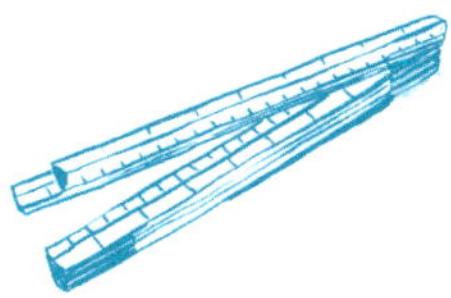

Lineal oder
Zollstock

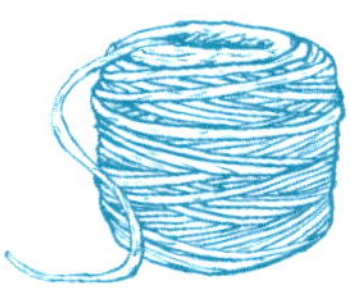

Schnur

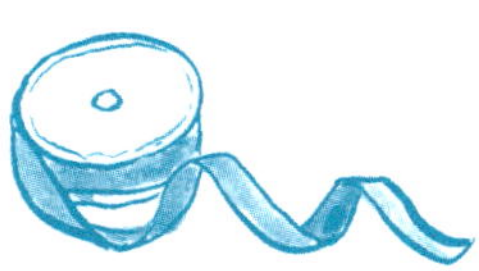

Bänder

Anleitung

1. Lege den längeren Stock längs vor dich hin – dies wird der Rücken deines Drachen.

2. Miss aus, wo die Mitte deines kürzeren Stocks ist, und markiere sie mit dem Stift.

3. Lege den kürzeren Stock quer auf den anderen, sodass die Mitte auf ihm liegt und etwa 30 cm Abstand zum einen Ende des längeren Stocks sind.

4. Befestige die beiden Stöcke mit Schnur und Klebeband aneinander. Achte dabei darauf, dass sie senkrecht zueinander bleiben.

5. Verbinde die vier Endpunkte der Stöcke mithilfe von Schnur und Klebeband miteinander, sodass sich eine Rautenform bildet.

6. Breite deine recycelte Plastiktüte oder Zeitungsseite aus, und lege deinen Drachenrahmen darauf. Die Querstange sollte oben liegen.

7. Schneide deine Drachenfläche aus. Lass dabei etwa 10 cm Rand überstehen.

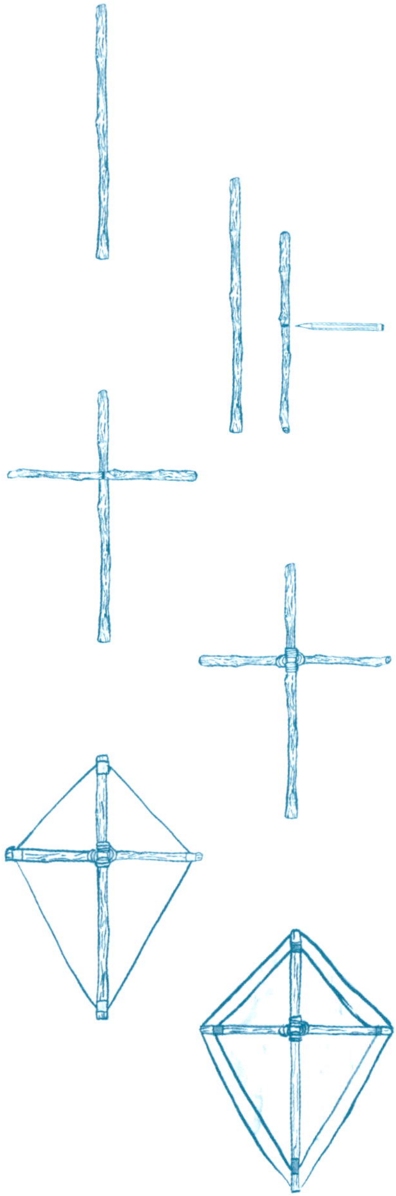

8. Falte diesen Rand über deinen Schnurrahmen, und befestige ihn mithilfe von Klebeband.

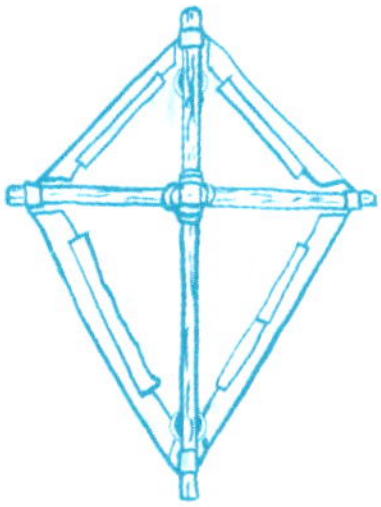

9. Stich mit der Spitze deines Stifts für die Halteschnur vorsichtig zwei Löcher in der Nähe von Drachenspitze und -ende in die Drachenfläche. Verstärke diese Löcher am besten mit Klebeband.

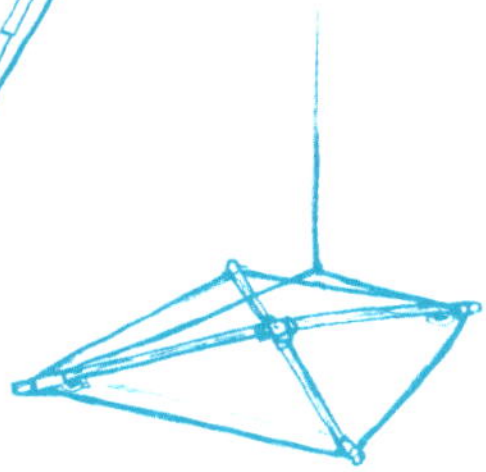

10. Fädele ein Stück Schnur durch das obere Loch, und befestige es am Stock. Mach dasselbe mit dem unteren Loch. Wenn du den Drachen nun an dieser Schnur hochhebst, sollten mindestens 20 cm Abstand zwischen höchstem Schnurpunkt und Drachen sein.

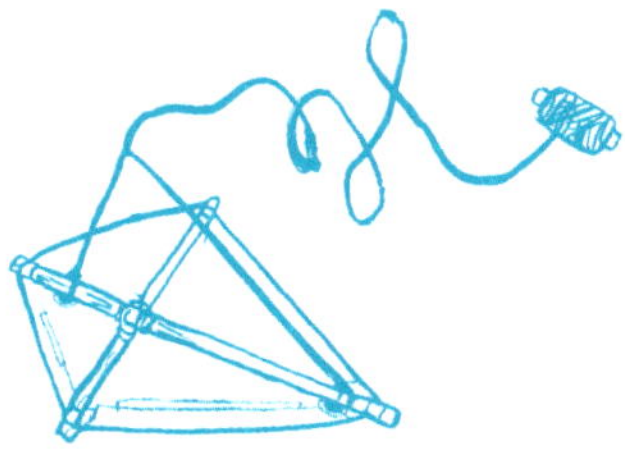

11. Befestige die Flugleine an der Schnurverbindung, in der Nähe der Drachenspitze. Der genaue Befestigungspunkt bestimmt den Winkel, in dem dein Drachen später fliegt – vielleicht braucht es also ein paar Versuche am Strand, bis du den besten Punkt gefunden hast.

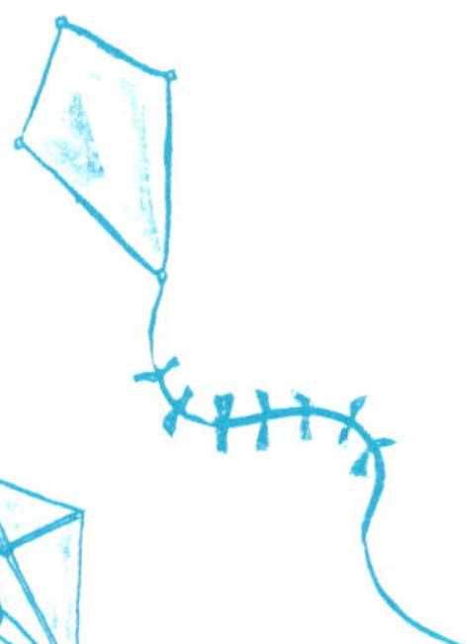

12. Befestige ein Stück Schnur als Drachenschwanz am unteren Ende des Drachen, um seinen Flug zu stabilisieren. Binde in regelmäßigen Abständen ein paar Schleifen aus Band daran. Alternativ kannst du auch Reste deiner Plastiktüte oder deiner Zeitung verwenden.

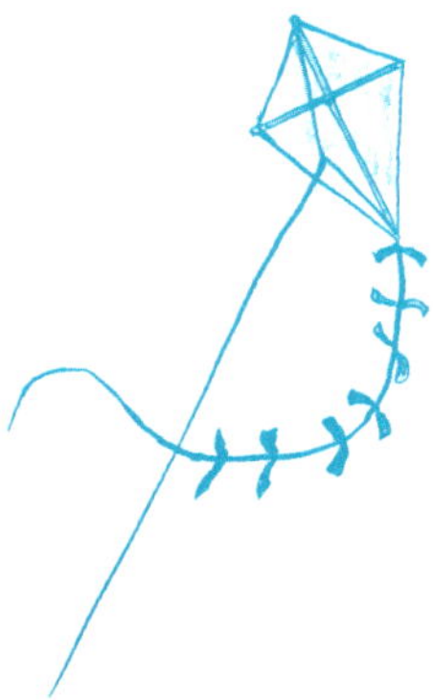

33

Entspannung und Erholung

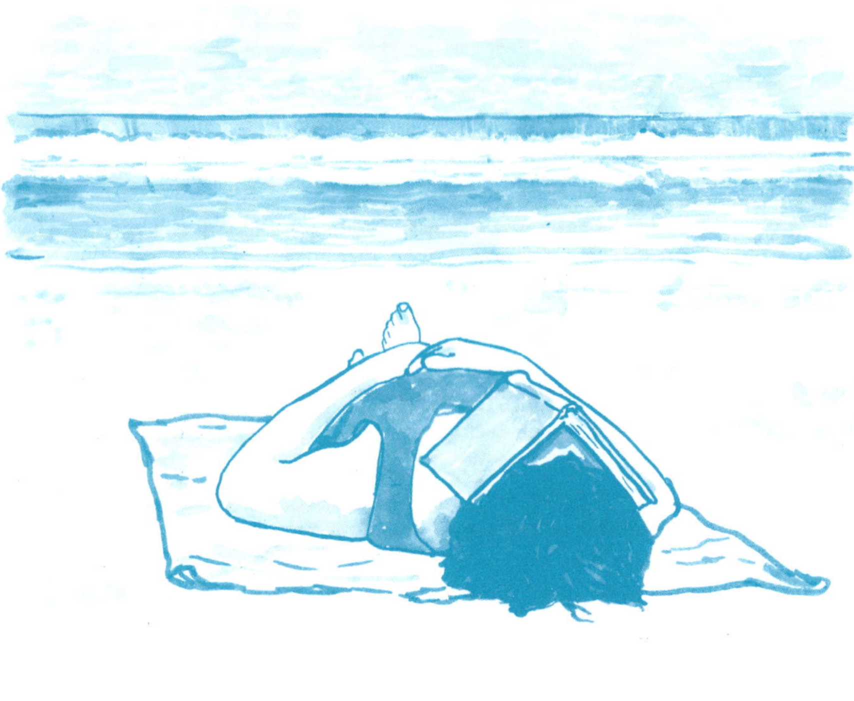

Es ist wenig erstaunlich, dass es viele Menschen zum Strand zieht, wenn sie sich entspannen wollen – auch ich zähle mich dazu. Das Meer ist einer meiner liebsten Orte, um einfach nur zu *sein*. Wie schon auf den Seiten 48 und 59 erläutert, beruhigt die Umgebung des Meeres unser Nervensystem, indem beispielsweise Serotonin ausgeschüttet wird – dieses Gute-Laune-Hormon spielt eine zentrale Rolle bei der Entspannung.

In unserem zunehmend vollen Leben mag sich Nichtstun wie Luxus oder ein Ding der Unmöglichkeit anfühlen. Nichtstun hat außerdem kein sonderlich hohes Ansehen. Es ist nicht produktiv. Wir haben vergessen, wie wichtig es manchmal ist, nichts zu tun, und eine Aversion gegen Langeweile entwickelt. Zu schnell wird sie mit Faulheit gleichgesetzt. Doch in Wahrheit ist Nichtstun wichtig, um unsere kreativen Akkus aufzuladen. Und ein Tag am Meer kann die beste Gelegenheit sein, genau das zu tun – nichts.

Die Nichtstun-Challenge

Wenn du das nächste Mal an den Strand gehst, versuche einmal, eine Weile lang nichts zu tun. Setz oder leg dich 10 Minuten lang ruhig hin, und konzentrier dich auf nichts. Lass alle Gedanken und Gefühle kommen und gehen, wie die Wellen, die irgendwo in deiner Nähe auf den Sand treffen und wieder im Meer verschwinden. Analysiere deine Gedanken nicht, und urteile nicht über deine Gefühle. Und Scrollen auf dem Handy gegen Langeweile ist auch verboten. Wenn du dich abgelenkt fühlst oder das starke Bedürfnis verspürst, nach deinem Handy zu greifen, kannst du die Übungen „Dein Sitzplatz am Meer“ und „Klangkarte“ (s. S.100–105) ausprobieren, um zurück ins Hier und Jetzt zu finden.

In unserem Alltag sehen wir uns oft einer Informationsflut gegenüber. Sobald Körper und Geist die Gelegenheit bekommen, sich zu entspannen, wird unsere Vorstellungskraft angeregt, neue Erkenntnisse oder Ideen kommen uns völlig unvermittelt in den Kopf, und wir werden von all dem inspiriert, was das Meer uns zu bieten hat.

34

Dein Sitzplatz am Meer

Eine Möglichkeit, mit dem Meer in Kontakt zu treten, ist die Etablierung deines ganz persönlichen Sitzplatzes, einem Ort, an dem du allein sein und das Meer mit all deinen Sinnen erleben kannst: der vom Wasser heranblasende Wind, das Geräusch der sich brechenden Wellen, die Sonne auf deiner Haut, die im Himmel tanzenden Meeresvögel. Das einfache Stillsitzen in der Natur ohne Ablenkungen oder Gesellschaft kann eine äußerst beruhigende und heilsame Wirkung auf uns haben. Es kann ein Gefühl tiefer Dankbarkeit und eine gewaltige Menge Staunen hervorrufen. An deinem Sitzplatz kannst du deinen Gedanken freien Lauf lassen. Am besten funktioniert diese Übung, wenn es ein Ort ist, an den du regelmäßig gehen und so eine enge Verbindung zu ihm aufbauen kannst – so entwickelst du einen Sinn für die Veränderungen und

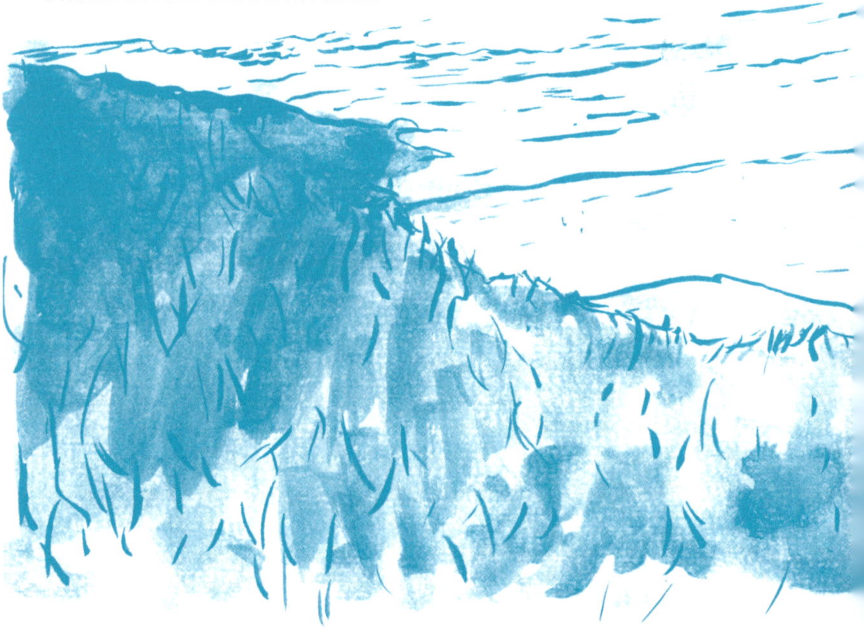

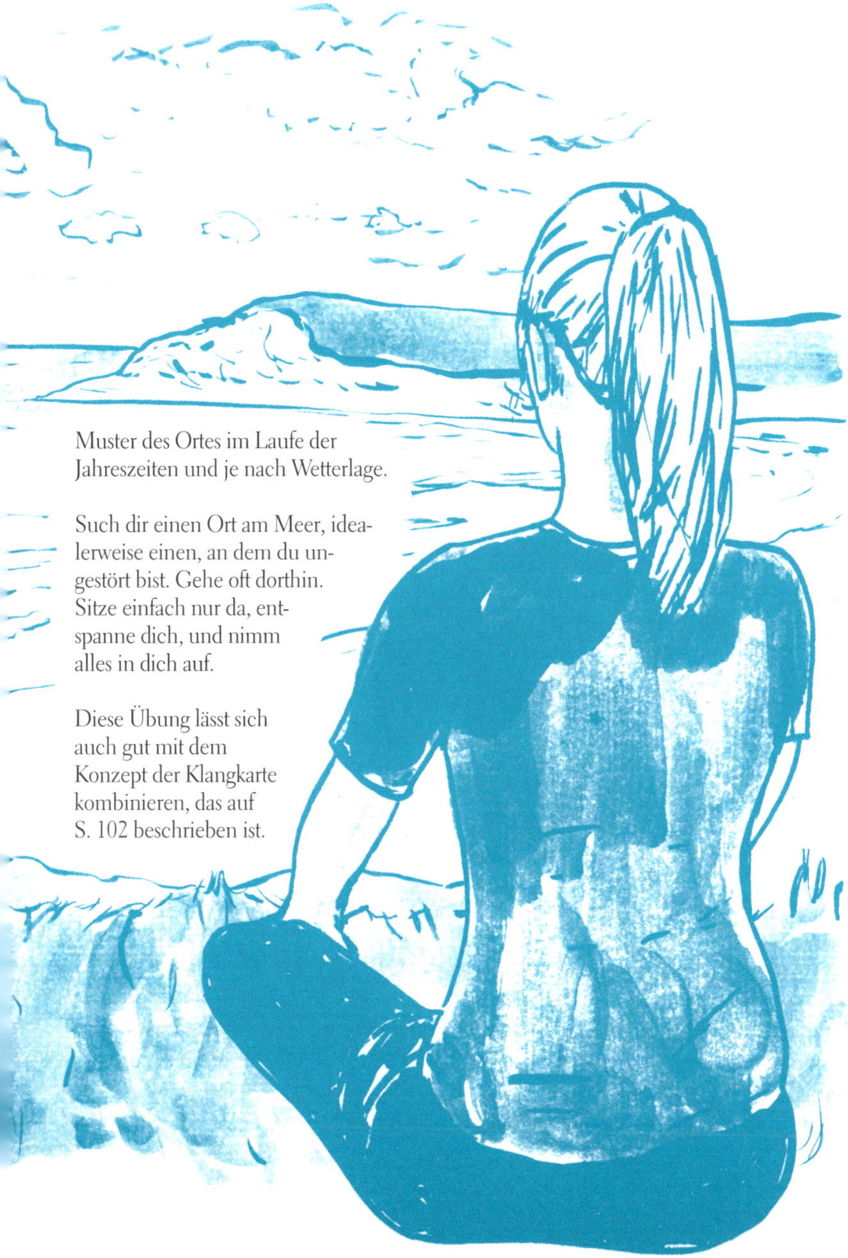

Muster des Ortes im Laufe der Jahreszeiten und je nach Wetterlage.

Such dir einen Ort am Meer, idealerweise einen, an dem du ungestört bist. Gehe oft dorthin. Sitze einfach nur da, entspanne dich, und nimm alles in dich auf.

Diese Übung lässt sich auch gut mit dem Konzept der Klangkarte kombinieren, das auf S. 102 beschrieben ist.

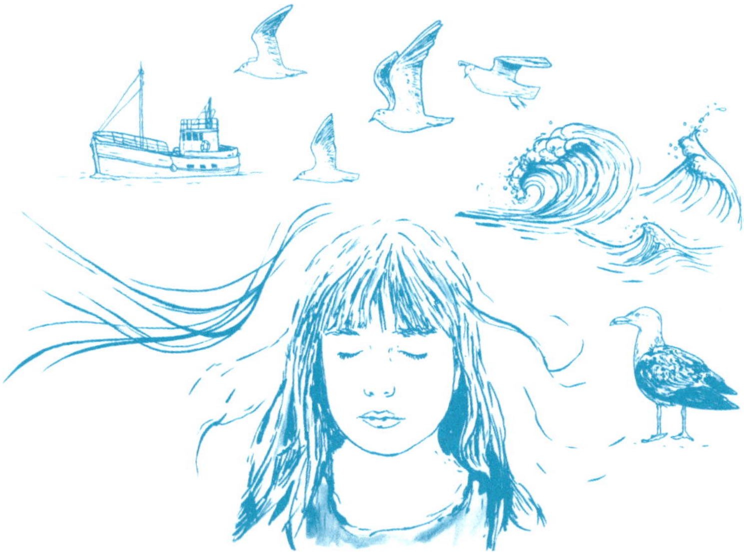

35

Klangkarte

Klangkarten zu erstellen entschleunigt und fördert das Bewusstsein für die Umgebung – und das in lediglich fünf bis zehn Minuten. Diese Übung ist besonders effektiv, wenn der Wellengang etwas stärker ist, und sie kann gut mit Freunden, der Familie oder Kindern durchgeführt werden.

Wie du eine Klangkarte erstellst

1. Begib dich an den Strand, und suche dir einen besonderen Platz, an dem du ungestört bist.

2. Mach es dir bequem. Du kannst dich auch hinlegen und die Augen schließen (dadurch werden deine anderen Sinne, insbesondere das Hören, empfindlicher).

3. Um deinen Hörsinn noch weiter zu aktivieren, kannst du auch die Hände als kleine Kuhlen an deine Ohren legen.

4. Lausche den Geräuschen um dich herum: nah und fern, hoch und tief …

5. Bringe die Geräusche mit ihrer Quelle in Verbindung: Meeresvögel, Wind, Wellen, andere Menschen …

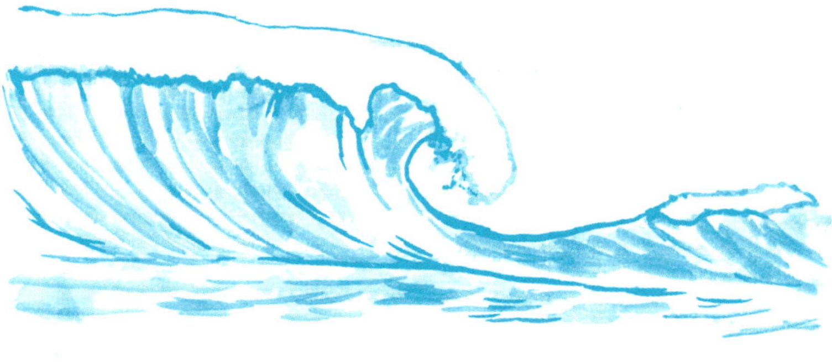

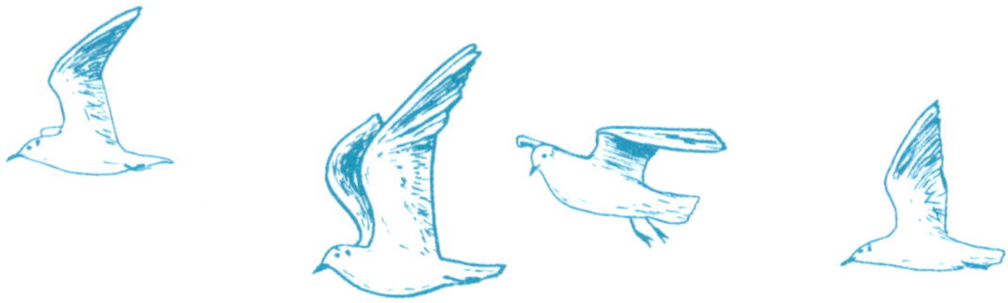

6. Falls du das Brechen von Wellen hörst: Kannst du klangliche Unterschiede zwischen den einzelnen Wellen ausmachen? Ist das Brechen rhythmisch oder chaotisch? Ist es ruhig zwischen zwei brechenden Wellen?

7. Versuch, dich für die letzten paar Atemzüge nicht auf einzelne Geräusche zu konzentrieren, sondern lass die gesamte Klangkulisse wie ein Konzert auf dich einwirken.

8. Nachdem du das Hören beendet hast und bevor du aufstehst, könntest du in den Sand eine Karte all der Geräusche malen, die du gehört hast. Du musst dir dabei keine große Mühe geben: Zeichne einfach in die Mitte ein X, um deine Position zu markieren, und male zum Beispiel ein paar gewellte Linien, um die Meereswellen oder den Wind zu symbolisieren.

9. Wie fühlst du dich nach der Übung?

10. Teile deine Empfindungen. Falls ihr die Übung in der Gruppe gemacht habt, könnt ihr einander fragen, welche Geräusche euch vertraut waren, welche ihr vorher nicht bemerkt hattet und welche für euch am schönsten klangen.

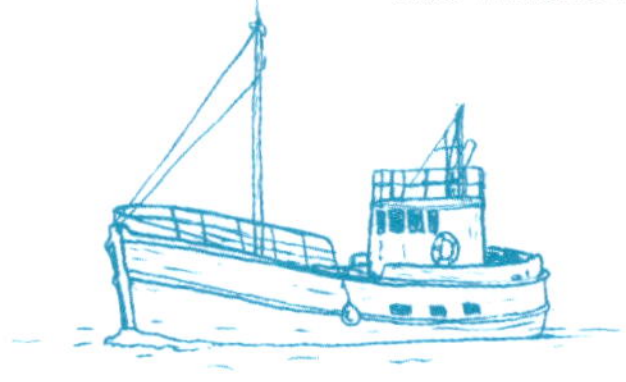

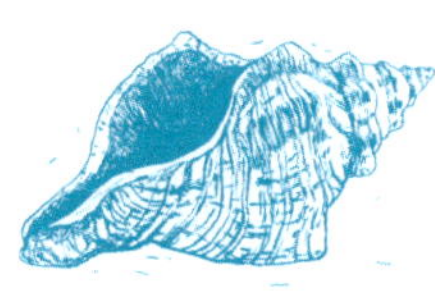

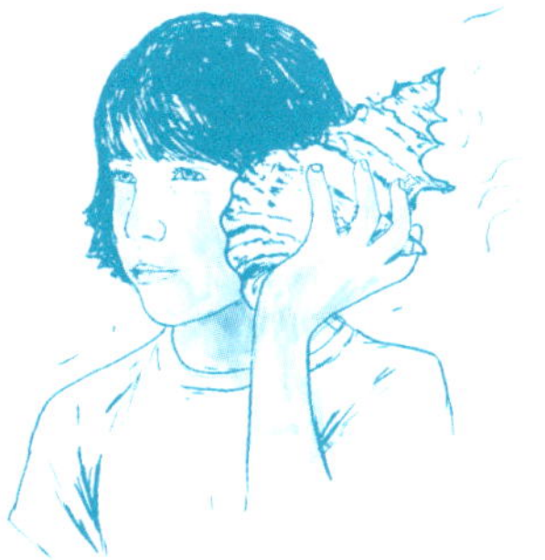

• FAKT MIT STAUNFAKTOR •

Warum hört man in Muscheln das Meer rauschen?

Das Geräusch, das du hörst, wenn du eine Muschel an dein Ohr legst, mag zwar sehr wie Meeresrauschen klingen, ist aber einfach nur die Mischung aller Umgebungsgeräusche um dich herum. Die Muschel fungiert als eine Art Resonanzkörper; ihre runde und harte Oberfläche wirft den Klang der Umgebung zurück. Jede Muschel klingt anders, denn jede Muschel hat eine andere Form und Größe, was sich auf die zurückgeworfenen Frequenzen auswirkt. Noch ein kurzer Sicherheitshinweis: Bevor du eine Muschel oder ein Schneckengehäuse aufhebst und an dein Ohr hältst, solltest du immer sicherstellen, dass kein Tier darin lebt!

Denk daran, dass du auch in deinem Alltag dem Meer lauschen und davon profitieren kannst – spiele einfach eine Aufnahme ab (s. S. 59), um zu entspannen oder dich zu konzentrieren. Übrigens kannst du diese einfache, aber kraftvolle Übung und die Klänge des Meeres auch gut mit Menschen teilen, die eine Sehbehinderung haben.

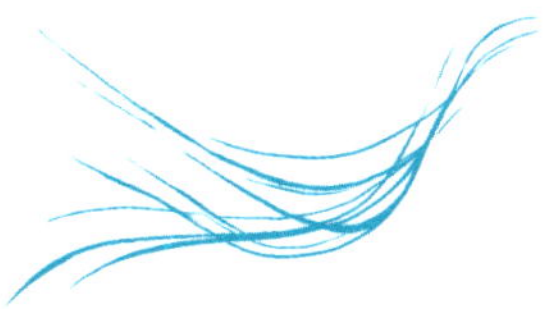

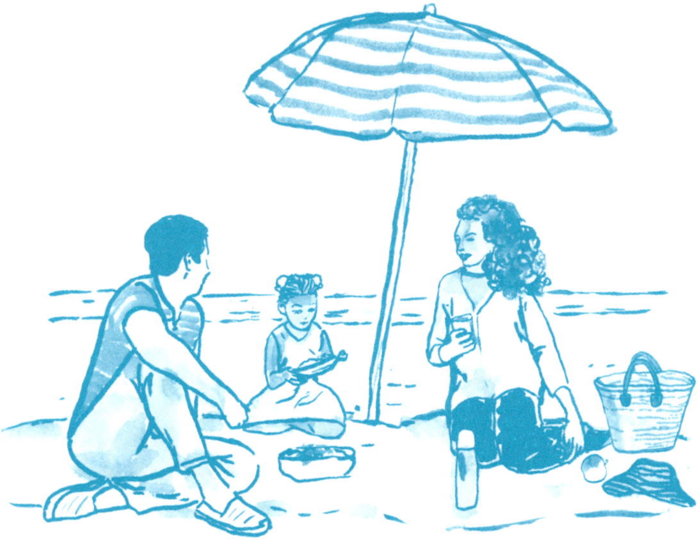

36

Strandpicknick

Ein Strandpicknick ist eine wunderbare Aktivität in der Natur. Leider können manche unserer Ernährungsgewohnheiten der Natur und besonders dem Meer schaden und sie zumüllen. Wir alle sollten Einwegplastik vermeiden und es mit umweltfreundlicheren Alternativen ersetzen – in manchen Teilen der Welt, zum Beispiel auf den hawaiianischen Inseln und in der EU, ist Einwegplastik sogar schon verboten.

Ein paar Tipps für dein nächstes umweltfreundliches Picknick

- Bereite dein Essen zu Hause vor, statt verpacktes Essen zu kaufen – so vermeidest du nicht nur unnötigen Verpackungsmüll, sondern dein Essen ist auch frischer. Achte bei den Zutaten auf regionale und biologisch produzierte Nahrungsmittel.
- Pack Essen ein, das mit den Fingern gegessen werden kann, sodass niemand Besteck braucht.
- Bring Getränke in wiederverwendbaren (Thermos-)Flaschen mit.
- Probier kompostierbare Teller aus natürlichen oder recycelten Materialien aus.
- Besteck aus Bambus ist eine gute Alternative zu Plastikbesteck. Es ist leicht, langlebig, haltbarer als Plastik, wiederverwendbar und biologisch abbaubar.

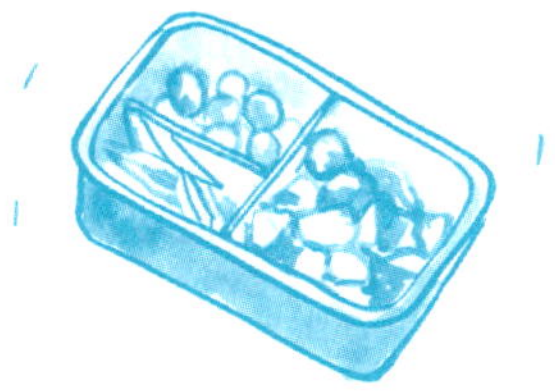

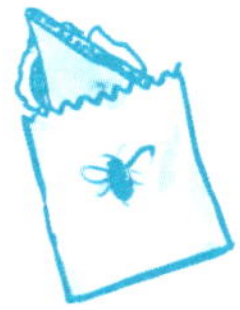

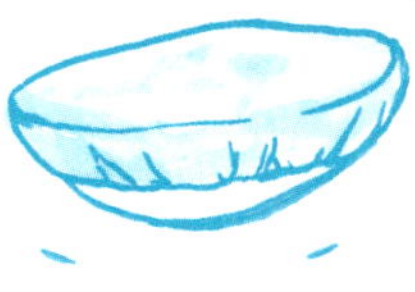

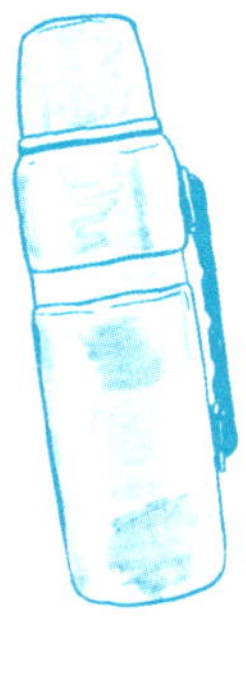

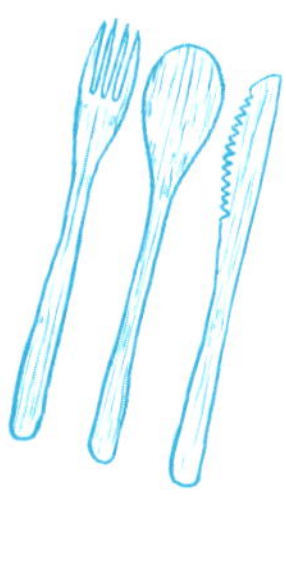

- Pack dein Essen in wiederverwendbare Dosen oder Stoff ein. Bienenwachstücher sind eine gute Alternative zu Frischhaltefolie.
- Hinterlass den Picknickplatz in einem besseren Zustand, als du ihn vorgefunden hast – pack Müll und Reste ein und beende das Picknick vielleicht mit einer zweiminütigen Müllsammelaktion (s. S. 134).
- Denk an Sonnenschutz! Nimm einen Sonnenschirm mit oder trage einen breitkrempigen Hut.
- Pack eine Picknickdecke ein, um es gemütlich zu haben und deine Zeit am Meer genießen zu können.

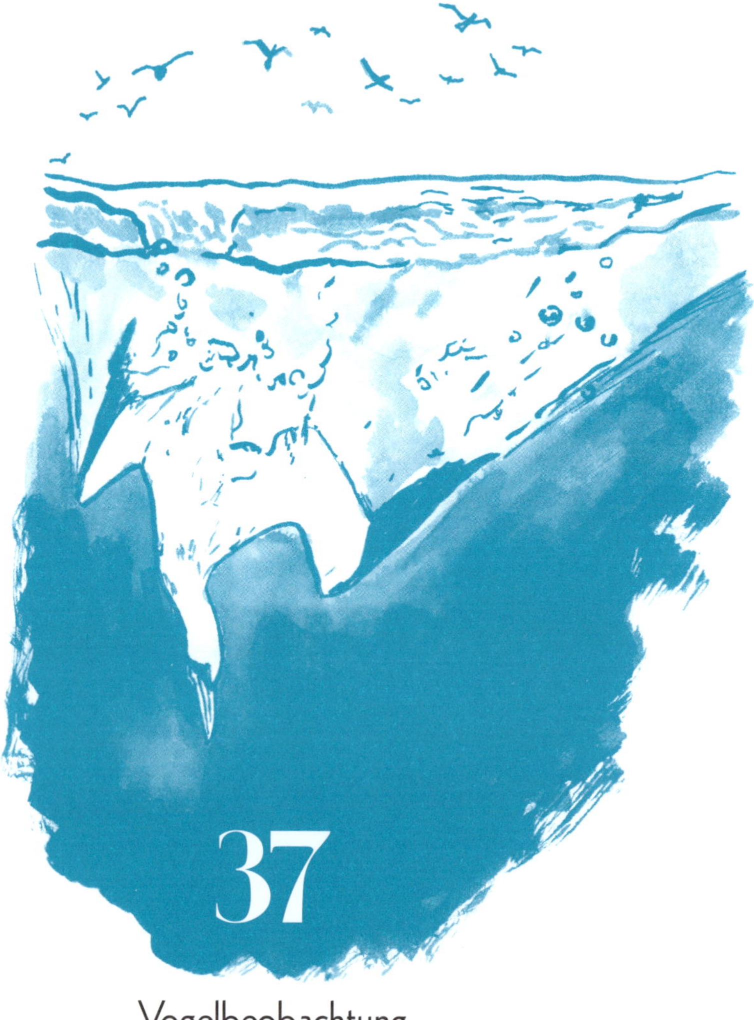

37

Vogelbeobachtung

Seit 60 Millionen Jahren wird unsere Erde von Meeresvögeln bevölkert. Sie haben sich an das Leben am, auf dem und sogar im Meer angepasst. Es gibt ungefähr 350 Arten von Meeresvögeln, und viele von ihnen sind Zugvögel, die beeindruckende Strecken auf sich nehmen. Die längste ist die der **Küstenseeschwalbe**. Sie zieht alljährlich von der Arktis in die Antarktis und wieder zurück. Meeresvögel sind entweder pelagisch – verbringen also den Großteil ihrer Zeit über dem offenen Meer – oder leben an der Küste. Manche Meeresvögel verbringen auch längere Zeit im Landesinneren. Die häufigsten Meeresvögel sind **Möwen**.

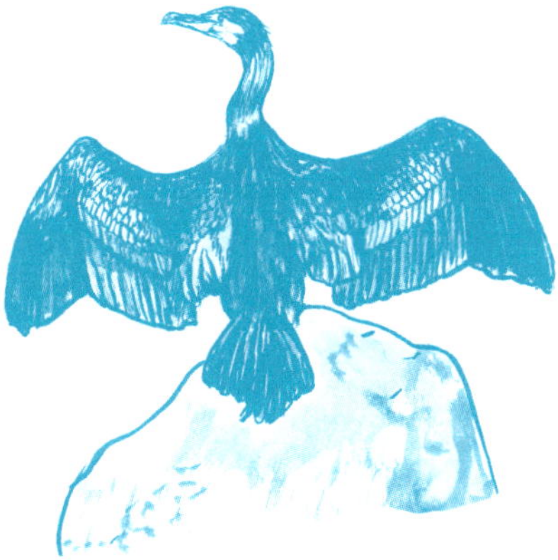

Meeresvögel haben sich auf beeindruckende Arten und Weisen an das Leben mit Salzwasser angepasst. Die meisten von ihnen haben ein wasserdichtes Gefieder. Der **Kormoran** hingegen nicht; stattdessen helfen ihm seine Federn, wenn er ins Wasser taucht. Deshalb sieht man diese mittelgroßen, schwarzen Vögel mit gelben Schnäbeln auch oft mit ausgebreiteten Flügeln auf Felsen stehen, um zu trocknen. **Tölpel** sind hervorragende Stoßtaucher und stürzen sich mit Geschwindigkeiten von bis zu 100 Stundenkilometern in die Fluten, um Beute zu machen.

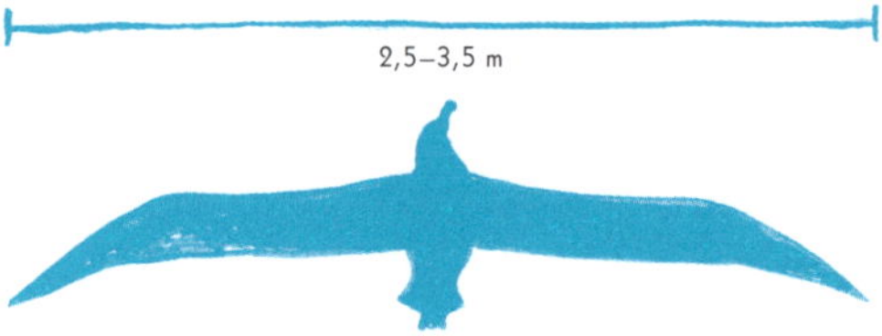

Der größte Meeresvogel ist der **Wanderalbatros** mit einer Flügelspannweite von 2,5 bis 3,5 Metern. Er kann beim Fliegen lange gleiten, wodurch er unglaubliche Strecken ohne Ruhepause zurücklegen kann. Manche Exemplare umrunden gleich mehrmals pro Jahr die Erde und fliegen bis zu 120.000 Kilometer. Wanderalbatrosse werden bis zu 50 Jahre alt. Die kleinsten Meeresvögel sind die **Wellenläufer** und **Sturmschwalben** mit einer Größe von 12 bis 25 Zentimetern. Sie verbringen den Großteil ihres Lebens auf dem offenen Meer und kommen nur zum Brüten an Land. Wie Albatrosse bilden auch sie lebenslange Brutpärchen.

Meeresvögel und Menschen verbindet eine komplexe Geschichte miteinander. Meeresvögel haben frühen Seeleuten Land und Fischern Fischgründe angezeigt. Aber zur Essensbeschaffung wurden viele Meeresvogelkolonien von uns Menschen ausgerottet, und viele Arten sind vom Aussterben bedroht, darunter auch die beliebten **Papageientaucher**, so genannt wegen ihres farbenfrohen Schnabels. Auf der ganzen Welt verkleinern sich Meeresvogelpopulationen. Die Gründe dafür sind eine komplexe Mischung menschengemachter Einflüsse: Habitatzerstörung, Klimawandel, Überfischung, Umweltverschmutzung und Plastikmüll in den Meeren. Meeresvögel sind wichtige Indikatoren für die Gesundheit des Ozeans, und wenn Meeresvögel leiden, ist das ein Zeichen dafür, dass das Meer es ebenso tut.

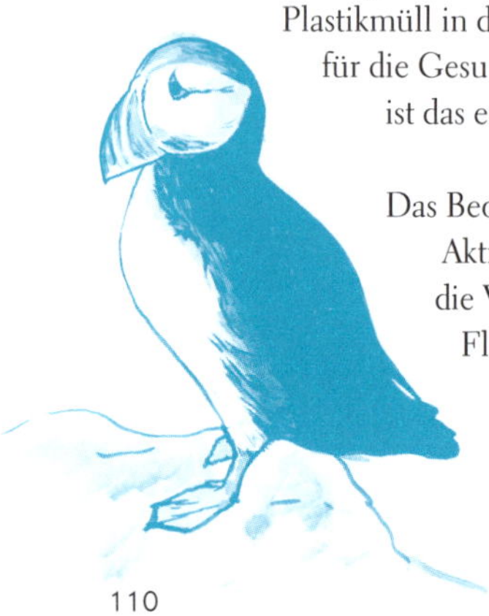

Das Beobachten von Meeresvögeln kann eine wunderbare Aktivität sein. Besonders beeindruckend ist es, wenn die Vögel an steil abfallenden Klippen haarsträubende Flugmanöver vollführen oder sich auf der Jagd nach Fischen in die Wellen stürzen. Bedenke aber, dass du ein Gast in ihrem Lebensraum bist. Du solltest stets vorsichtig und respektvoll agieren.

Tipps für ein erfolgreiches und möglichst störungsfreies Vogelbeobachten

- Informiere dich vorher, welche Meeresvogelarten an deinem Beobachtungsort heimisch sind, und woran du sie erkennen kannst.
- Sei auf schlechtes Wetter vorbereitet, und trage entsprechende Kleidung und Schuhe.
- Achte auf deine Sicherheit – bleib möglichst auf markierten Wegen, und halte dich von der Kante und der Basis von Klippen fern.
- Füttere die Meeresvögel nicht.
- Meeresvögel fühlen sich schnell von Menschen gestört, insbesondere während der Brutzeit. Halte also Abstand, und pack lieber ein Fernglas ein.
- Achte darauf, wo du hintrittst. Manche Meeresvögel (wie Regenpfeifer, Seeschwalben und Schnepfenvögel) brüten ausschließlich am Boden.

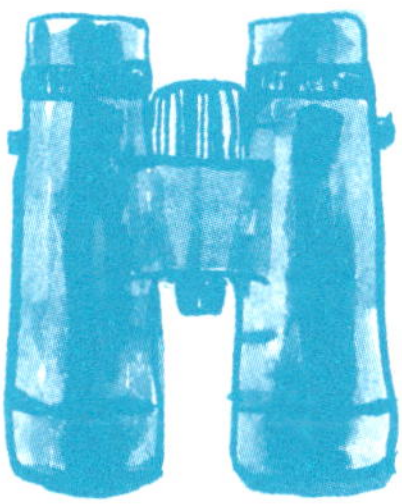

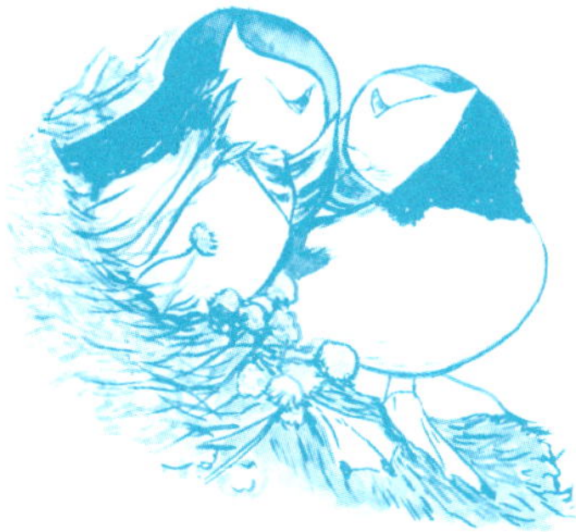

- Trage zum Schutz der Meeresvögel bei, indem du deine Beobachtungen in der *BirdLife International* Seabird Tracking Database meldest. Diese Datenbank ist eine der größten ihrer Art weltweit und enthält Millionen von Datensätzen.
- Es wird geschätzt, dass 90 % der Meeresvögel in ihrem Leben Plastik fressen. Jedes Jahr sterben eine Million Meeresvögel an dem Plastik, das in unseren Meeren schwimmt. Kontaktiere deine lokale und nationale Regierung, um dich gegen Einwegplastik stark zu machen und härtere Strafen für Umweltverschmutzer zu fordern.
- Unterstütze eine Meeresvogelschutzorganisation. Weitere Ideen zum Schutz von Meeresvögeln und marinen Ökosystemen findest du auf den Seiten 124–141.

38

Wal- und Delfinbeobachtung

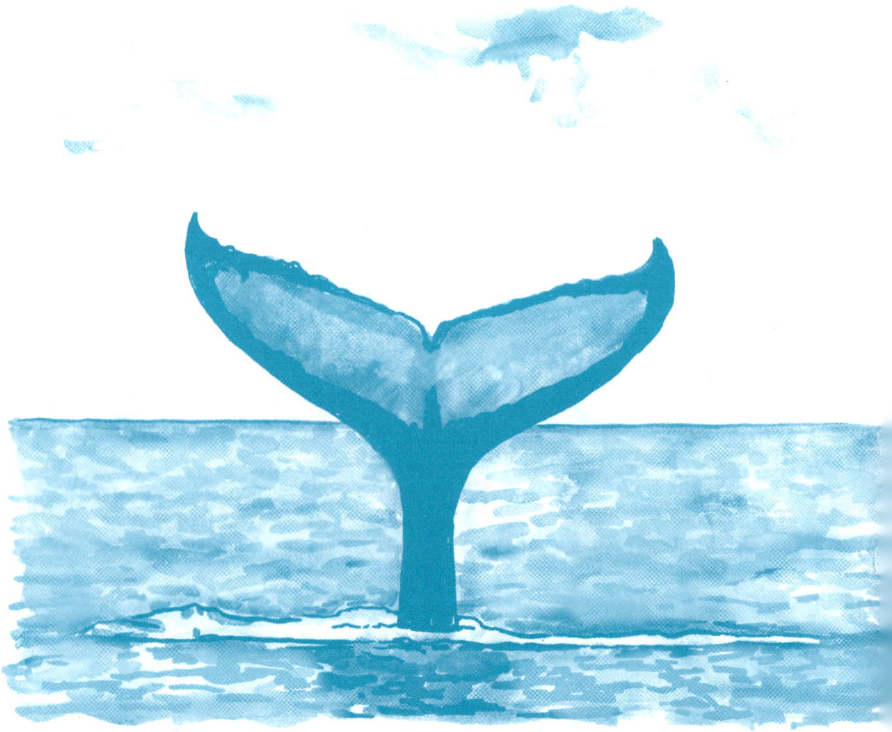

Wenn es keine Wale gäbe, gäbe es auch keine Gesänge in den Ozeanen. Wenn es keine Wale gäbe, würden die Nahrungsnetze höchstwahrscheinlich zusammenbrechen, die Produktivität der Meere würde drastisch abnehmen, und die Auswirkungen des Klimawandels würden noch dramatischer werden. Ja, Wale helfen sogar dabei, den CO_2-Gehalt der Atmosphäre zu senken!

Wale wurden fast bis zur Ausrottung gejagt, bis kommerzieller Walfang 1986 verboten wurde. Seitdem haben sich viele Populationen erholt. Aktuell geht man davon aus, dass es etwa 1,3 Millionen Wale gibt. Das ist etwa ein Viertel im Vergleich zu den 4 oder 5 Millionen Individuen, die vor dem Beginn des Walfangs die Weltmeere bevölkerten. Fünfzehn Arten sind noch immer gefährdet, und manche Spezies, wie auch der Blauwal, sind vom Aussterben bedroht. Leider werden in Island, Norwegen und Japan noch immer Wale aus kommerziellen oder „wissenschaftlichen" Gründen getötet. Aber auch andere menschliche Einflüsse gefährden diese Meeresriesen – beispielsweise Verschmutzung, steigende Meerestemperaturen und zunehmender Frachtschiffverkehr.

Wale und Delfine sind Säugetiere und entwickelten sich vor über 50 Millionen Jahren. Blauwale mit ihren 25 Metern Körperlänge sind die größten bekannten Tiere, die jemals gelebt haben, und können bis zu 100 Jahre alt werden. Die meisten Wale haben anstelle von Zähnen Barten (Borsten aus Keratin), mit denen sie Nahrung wie Krill aus dem Wasser filtern. Es gibt aber auch Wale mit Zähnen, beispielsweise Schnabel- und Pottwale. Auch alle Delfine und damit auch der Schwertwal (dessen Beiname „Killerwal" irreführend ist) haben Zähne. Wale sind in der Lage, sehr tief zu tauchen – der tiefste jemals beobachtete Tauchgang war der eines Cuvier-Schnabelwals, der sich fast 3 Kilometer hinabsinken ließ.

• FAKT MIT STAUNFAKTOR •

Wale und Delfine sind hochintelligente, soziale Tiere mit eigenen Sprachen. Sie kommunizieren über eine Vielzahl von Lauten, die unter Wasser hunderte Kilometer weit zu hören sein können und von denen manche so klingen wie menschlicher Gesang. Jede Art und jeder Familienverband hat eine eigene Sprache oder eigene Gesänge, die angepasst werden können, sobald sie anderen Walen begegnen.

Wale recyceln im großen Stil Nährstoffe und tragen damit zur Produktivität der Ozeane bei. Dieses auch gerne mal als „Walpumpe" bezeichnete Phänomen funktioniert folgendermaßen: Wale tauchen tief hinab, um zu fressen, und bringen auf ihrem Weg zurück an die Oberfläche Nährstoffe mit (in Form ihrer Exkremente). Walkot ist förderlich für das Wachstum von Phytoplankton, welches wiederum eine zentrale Rolle im Nahrungsnetz der Meere spielt und die Auswirkungen des Klimawandels abmildert, in dem es CO_2 aufnimmt.

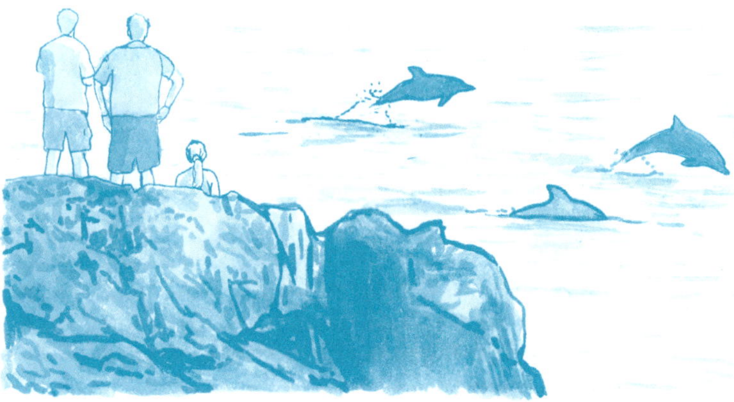

Wale entdecken

Wale sind wandernde Tiere und können zu bestimmten Zeiten des Jahres auch schon von der Küste aus gesehen werden. Halte dazu nach der Wasserfontäne Ausschau, die entsteht, wenn sie ausatmen. Bei manchen Walen, so wie beim Buckelwal, sieht man die Schwanzflosse (Fluke), kurz bevor sie wieder abtauchen. Diese Fluken-Sichtungen zu dokumentieren kann der Wissenschaft dabei helfen, bestimmte Individuen zu identifizieren, denn die Form der Fluken ist wie der menschliche Fingerabdruck einzigartig.

Tipps für ein verantwortungsvolles Beobachten von Walen und Delfinen

- Such dir einen verantwortungsvollen Tourveranstalter, der Wert auf den Schutz der Wale legt, die Menschen vor Ort unterstützt und Richtlinien wie die der *World Cetacean Alliance* befolgt. Die Annährung eines Boots an Wale sollte immer langsam und von der Seite erfolgen (niemals von vorn oder von hinten), das Boot sollte immer genügend Abstand halten und die Geschwindigkeit drosseln, sobald Wale in Sicht kommen. Außerdem sollten niemals zu viele Boote gleichzeitig unterwegs sein.
- Bei einer verantwortungsvollen Tour ist stets Fachpersonal an Bord.
- Walbeobachtungen von der Küste aus sind für die Tiere viel weniger störend und noch zudem preisgünstiger oder sogar kostenlos. Auf den Azoren gibt es sogar besondere Aussichtstürme, die Vigias, die früher für den Walfischfang genutzt wurden und jetzt zur Walbeobachtung zur Verfügung stehen.

Der Goldstandard der nachhaltigen Wal- und Delfinbeobachtung sind die von der *World Cetacean Alliance* zertifizierten *Whale Heritage Areas*. Dort können Mensch und Wal auf natürliche und respektvolle Art und Weise koexistieren.

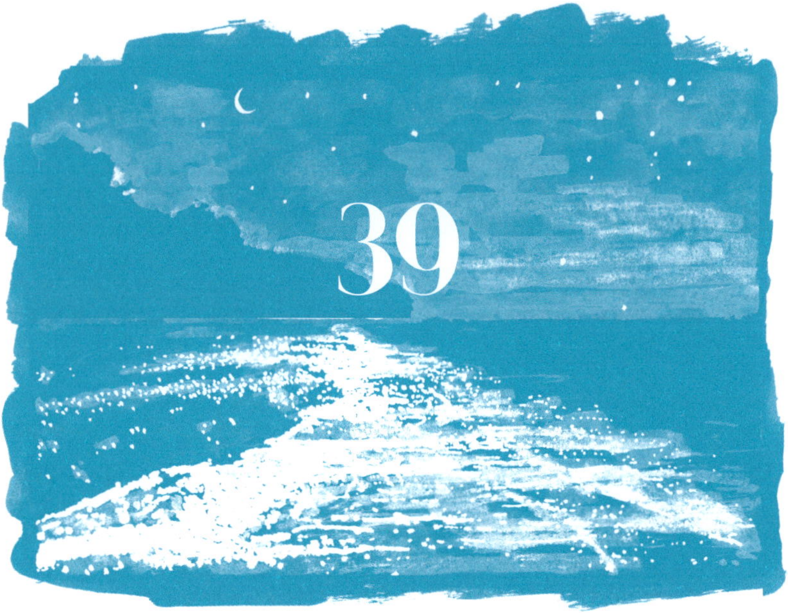

Biolumineszenz

Zum ersten Mal mit eigenen Augen gesehen habe ich Biolumineszenz in Lough Hyne, einem Meeresnaturschutzgebiet an der Südküste Irlands. Ich paddelte kurz vor Mondaufgang in einem Kajak über das Wasser. Irgendwann erzeugte mein Paddelschlag einen leuchtenden Wirbel, der einen kurzen Moment lang die Unterwasserfinsternis erhellte. Es war ein besonderer Moment, voller Magie und nicht von dieser Welt – als würde ich über einen Ozean voller Galaxien und Sterne fahren.

Als Biolumineszenz bezeichnet man von lebenden Organismen erzeugtes Licht, das das Meer glitzern und leuchten und es ein wenig aussehen lässt wie die Milchstraße am Nachthimmel. Auch Landlebewesen wie Glühwürmchen können Licht erzeugen, aber viel verbreiteter ist die Fähigkeit bei Wasserlebewesen. Zu den biolumineszenten Spezies gehören einige Quallenarten und kleinere Organismen wie Plankton und Bakterien. Sie kommen weltweit und im gesamten Meer vor, von den tiefsten Tiefen der Tiefsee bis hin zu flachen Küstengebieten und, im Fall des Lough Hyne, sogar in Meeresarmen.

Das scheinbar magische Licht entsteht durch eine chemische Reaktion im Körper der Organismen, an der Luciferin beteiligt ist, ein Molekül, das beim Kontakt mit Sauerstoff Licht produziert. Man nimmt an, dass Biolumineszenz zur Kommunikation, zur Partnerwerbung oder dazu dient, Räuber abzuschrecken oder Beute zu fangen. Dinoflagellaten, eine an der Meeresoberfläche lebende Planktonart, haben eine innere Uhr, die auf die Tageslichtverhältnisse reagiert und dafür sorgt, dass ihre Körper nach Sonnenuntergang zu leuchten beginnen und an die Küste treffende Wellen mit ihrem Glitzern erstrahlen lassen.

Das Auftreten von biolumineszenten Algenarten ist keiner Regelmäßigkeit unterworfen und lässt sich deshalb nicht vorhersagen. Aber das macht es nur umso magischer, wenn man es erlebt. Es gibt allerdings ein paar Orte auf der Welt, wo Blüten biolumineszenter Algen häufiger auftreten. Du könntest also vor deinem nächsten Besuch an der Küste nachforschen, ob es dort schon einmal zu Biolumineszenz gekommen ist. Die beste Zeit ist normalerweise im Sommer ein paar Stunden nach Sonnenuntergang, oder – noch besser – in einer dunklen Nacht ohne helles Mondlicht und mit heranrollender Flut. Das Wasser muss aufgewühlt sein, damit Biolumineszenz entsteht. Daher sind es auch meist brechende Wellen, die aufleuchten. Alternativ kannst du natürlich auch einfach einen Stein ins Wasser werfen oder durchs flache Wasser laufen.

Biolumineszenz spielt auch für die menschliche Gesundheit eine Rolle. Sie hat viele Anwendungsbereiche in der Medizin, zum Beispiel ermöglicht sie durch das Aufspüren und Verfolgen von Viren und Tumoren im Körper bessere Diagnosen und kann elektrische Impulse im Gehirn in Licht umwandeln, was zu Durchbrüchen bei der Behandlung neurologischer Störungen führen könnte.

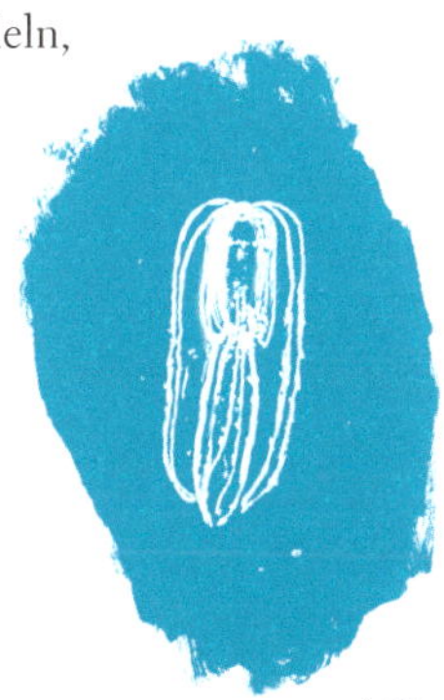

40

Barfußlaufen

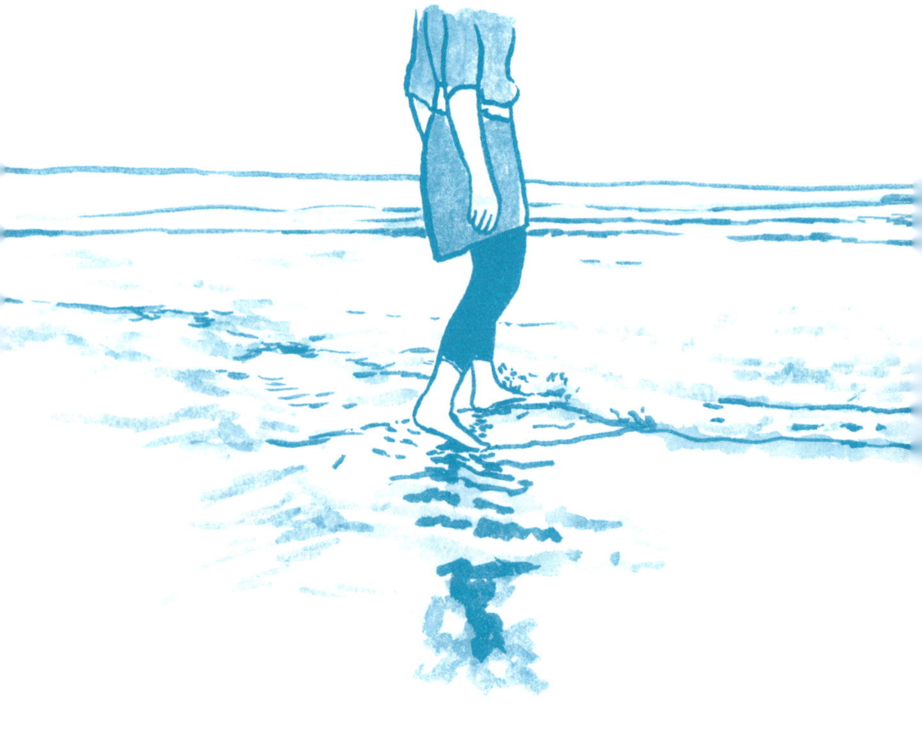

Studien zeigen, dass wir uns am Meer mehr bewegen. Im Vereinigten Königreich ist die beliebteste Aktivität am Strand das Spazierengehen. Gehen ist gut für uns – und es barfuß am Strand zu tun hat einige ganz eigene Vorteile.

Jeder Fuß verfügt über etwa 200.000 Sinnesrezeptoren und kann uns eine Menge Informationen über unsere Umgebung liefern. Leider werden diese Rezeptoren nur selten stimuliert, da wir so viel Zeit drinnen oder in Schuhen verbringen.

Die positiven Effekte des Barfußlaufens am Strand

- Der sich unter unseren Füßen bewegende Sand erfordert etwas mehr Gleichgewicht, wodurch die Muskeln mehr arbeiten müssen.

- Barfußlaufen stimuliert die Sinnesrezeptoren in den Füßen und stärkt dadurch die Rückkopplungsschleife zwischen Füßen und Gehirn. So kann der Körper den Boden besser „lesen“, und das Gehirn wird in Sachen Anpassungsfähigkeit trainiert.

- Die Sinnesreize helfen uns dabei, uns geerdeter, vitaler und verbundener mit der Welt um uns herum zu fühlen. In der traditionellen chinesischen Medizin glaubt man, dass die Stimulierung bestimmter Fußzonen zur Freisetzung oder zum Ausgleich von Energien im Körper führt.

- Bei Kindern trägt das Barfußlaufen am Strand zu ihrer Entwicklung bei, da es eine gesunde Beziehung zwischen Körper und Natur fördert.

- Achtsamkeit der Textur und der Bewegung des Sandes gegenüber hilft uns außerdem dabei, mehr im Hier und Jetzt zu bleiben und uns weniger von unseren Gedanken abgelenkt zu fühlen. Und es ist einfach eine kleine Fußmassage – also Schuhe aus und los!

41

Bodysurfing

Bodysurfing ist nicht zu verwechseln mit Crowdsurfing und umfasst das Reiten, Gleiten oder Treiben auf einem Wellenkamm völlig ohne Board.

Das Meer ist wie ein Spielplatz für mich. Wenn ich einen frischen Blick auf die Dinge brauche oder mich kreativ blockiert fühle, springe ich einfach ins Meer. Beim Bodysurfen kann ich den Kopf abschalten. Ich überlasse mich der Kraft der Wellen und spüre, wie etwas viel Stärkeres als ich mich hochhebt und bewegt. Es ist eine sehr körperliche Art des Lernens und Wissens. Ich lerne gleichzeitig, widerstandsfähig zu sein und loszulassen. Beim Bodysurfen bin ich völlig im Flow.

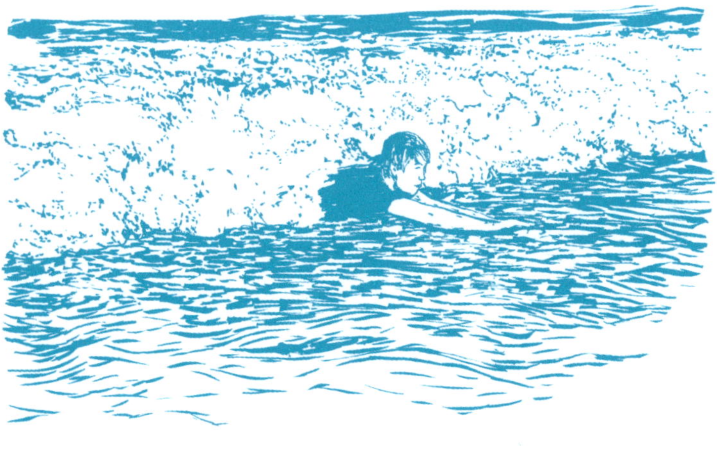

Anleitung zum Bodysurfen

1. Lies zuerst meine Sicherheitstipps (s. S. 18–27). Du brauchst außerdem einen Tag mit Wellengang – aber die Wellen sollten eine begrenzte Höhe haben (maximal ein Meter bzw. Hüfthöhe).

2. Wate ins Meer, aber nur so weit, bis du hüfttief im Wasser stehst.

3. Wie fühlt es sich an, wenn du dich einer Welle kraftvoll entgegenstellst? Stemm dich in den Boden, spann den ganzen Körper an, atme tief ein, und lass dich dann von der Welle mitnehmen.

4. Komm langsam wieder an die Oberfläche. Schütze dabei deinen Kopf mit den Armen, bring die Füße wieder auf den Boden, und steh langsam auf. Achte dabei auf deine Umgebung.

5. Lass deinen Atem zur Ruhe kommen. Atme vor der nächsten Welle ganz langsam und tief, und lass deinen Körper weich werden. Lass dich fallen und von ihr davontragen, sobald die Welle auf deinen Körper trifft.

6. Merkst du den Unterschied zwischen den beiden Herangehensweisen? Wie war es, loszulassen und einfach mitgenommen zu werden, statt sich der Welle entgegenzustellen?

• WICHTIGE SICHERHEITSHINWEISE •

Bevor du ins Wasser gehst, solltest du dir Zeit nehmen und die Bedingungen einschätzen. Bleib im Flachwasserbereich, und achte auf Veränderungen bei Gezeiten und Strömungen. Such dir zwei Fixpunkte an Land, um zu vermeiden, dass du davontreibst. Gehe niemals an einer Stelle ins Wasser, die du nicht kennst, ohne dich vorher über die lokalen Bedingungen zu informieren, mit der Badeaufsicht zu sprechen oder dich von Ortskundigen einweisen zu lassen. Rippströmungen und Söge können große Kräfte entwickeln und selbst leistungsfähigste Schwimmende mit sich reißen.

42

Schwimmen

Das Schwimmen im Meer kann zu einer entspannteren Angelegenheit werden, wenn du auf deinen Atem achtest. Angst hingegen sorgt dafür, dass der Körper angespannt ist. Als ich *Ebb and Flow* beitrat, einer Gruppe, die an der Westküste Irlands regelmäßig im Meer schwimmen geht, weihten sie mich in ihre Philosophie ein: entspannen, loslassen, den Flow genießen.

Achte als Erstes auf deinen Körper, und atme bewusst ein, um ihm dabei zu helfen, sich zu entspannen und jegliche Nervosität abzubauen. Das macht das Schwimmen einfacher und geschmeidiger.

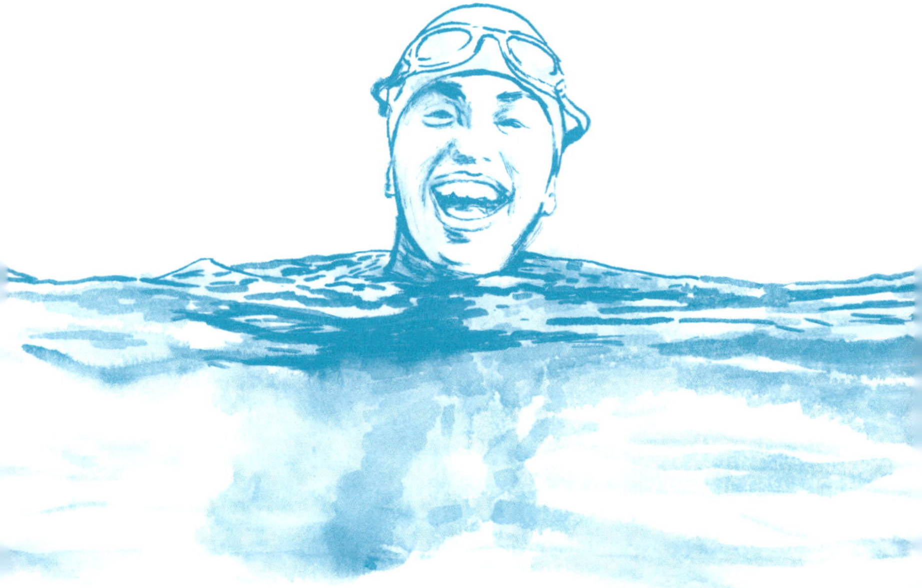

Ebb and Flow regt seine Mitglieder außerdem dazu an, das Meer und jede einzelne Bewegung zu spüren, statt auf Strecke oder Schnelligkeit zu achten. Durch diese Verbindung zwischen Körper, Geist und Ort kann eine Umdeutung stattfinden – vom potenziell gefährlichen und unvorhersehbaren Ozean hin zu einem Meer voller Möglichkeiten.

Besonders das Schwimmen in kaltem Wasser (also maximal 15 °C) fühlt sich belebend an, da unsere Haut dreimal mehr Kälte- als Wärmerezeptoren besitzt. Kaltes Wasser stimuliert den Vagusnerv, was unsere Kampf-oder-Flucht-Reaktion schwächt, den Pegel von Cortisol und anderen Stresshormonen senkt und die Ausschüttung von Glückshormonen wie Serotonin auslöst.

Schon ein Bad von nur einer Minute lässt die elektrischen Impulse im Gehirn ansteigen, ist wie ein Mini-Workout für unseren Körper und regt den Stoffwechsel an. Regelmäßige und sich langsam in der Dauer steigernde Bäder in kaltem Wasser haben vielfältige positive Auswirkungen auf die Gesundheit. Zu den möglichen Vorteilen gehören ein Anstieg der Anzahl weißer Blutkörperchen, die Stärkung des Immunsystems und eine bessere Abwehr von Infektionen durch die Reduzierung von Entzündungen.

• WICHTIGER SICHERHEITSHINWEIS •

Bevor du im Meer schwimmen gehst, solltest du dich mit den damit einhergehenden Risiken vertraut machen und die nötigen Sicherheitsvorkehrungen treffen: Gehe niemals alleine ins Wasser, schwimm immer parallel zur Küste, schwimm nicht zu weit raus, gehe niemals schwimmen, nachdem du Alkohol getrunken hast, kenne deine Grenzen, schwimme nur an vertrauten Stränden, und halte nach Rippströmungen Ausschau. Falls du die Möglichkeit hast, tritt einer lokalen Schwimmgruppe bei, und schwimme an einem Strand mit Badeaufsicht. Auf Seite 27 findest du außerdem Tipps für Bäder in kaltem Wasser.

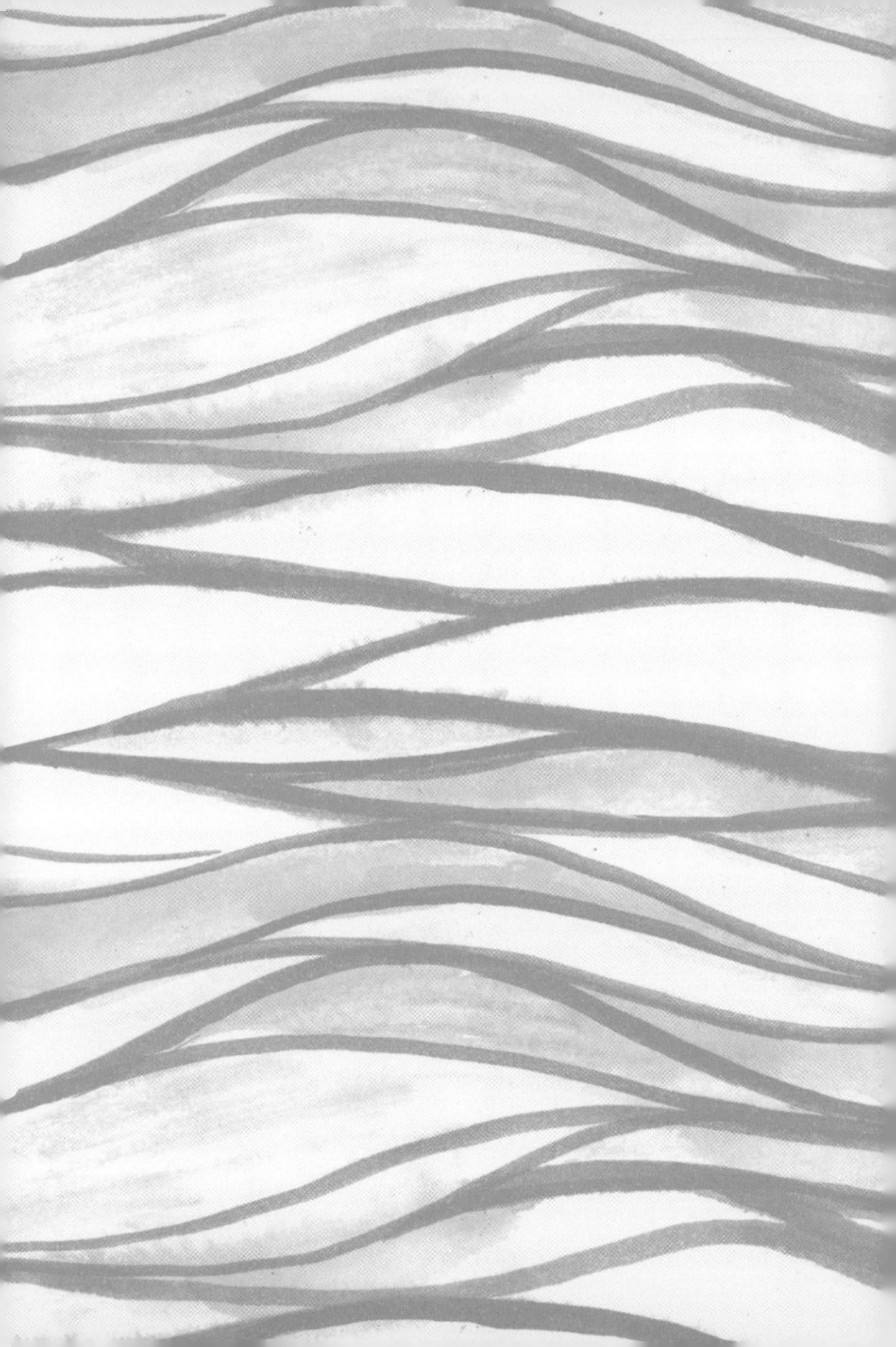

Was du für das Meer tun kannst

Christiana Figueres und Tom Rivett-Carnac haben sich ausgiebig mit dem Klimawandel beschäftigt und das Buch *Die Zukunft in unserer Hand: Wie wir die Klimakrise überleben* geschrieben. Sie empfehlen, die eigene Achtsamkeit zu stärken, um „zwischen sich, der Welt und [den eigenen] Reaktionen einen lichtvollen Abstand zu schaffen“.

Was das mit dem Schutz der Meere zu tun hat? Alles. Alles, was wir konsumieren, wirkt sich auf die Meere aus. Der Großteil unseres Abfalls landet dort, und die toxische Gesamtwirkung der Verschmutzung schadet der Widerstandsfähigkeit ganzer Ökosysteme, was unvorhersehbare und potenziell verheerende Konsequenzen hat – nicht nur für das Leben im Meer selbst, sondern auch für die menschliche Gesundheit.

Achtsamkeit hilft uns dabei, bewusstere Entscheidungen zu treffen, uns nicht nur als Konsumierende zu begreifen und unsere Meinung kundzutun, indem wir zu ethisch produzierten und nachhaltigen Produkten greifen oder – noch besser – unseren Verbrauch reduzieren, Sachen wiederverwenden und am Ende recyceln. In diesem Kapitel gebe ich einige einfache, aber effektive Beispiele dafür, wie diese Achtsamkeit im Alltag aussehen kann und stelle Initiativen wie die Kampagne *Think Before You Flush* vor (s. S. 137).

43

Umweltschutz

Die Ziele für nachhaltige Entwicklung (SDG; Sustainable Development Goals), die 2015 von der Generalversammlung der Vereinten Nationen aufgestellt wurden und die bis 2030 umgesetzt werden sollen, sind dazu gedacht, eine bessere und nachhaltigere Zukunft für alle Menschen zu ermöglichen.

Ziel Nummer 14 trägt den Titel „Leben unter Wasser", und alle Maßnahmen dieses Ziels befassen sich mit dem Schutz, der Erhaltung und einem nachhaltigen Management der Ozeane und marinen Ressourcen.

Wie wir bereits wissen, sind gesunde Meere Voraussetzung für einen gesunden Planeten und eine gesunde Menschheit.

Wir alle können dazu beitragen, dass wir die von der UN gesetzten Ziele erreichen. Hier einige der Etappenziele, die dem Schutz und einer nachhaltigen Nutzung der Ozeane dienen sollen:

1. Verschmutzung der Meere reduzieren

2. Küsten- und Meeresgebiete schützen

3. Die wirtschaftlichen Vorteile einer nachhaltigen Nutzung mariner Ressourcen stärken

4. Mehr Wissen über die Gesundheit der Meere ansammeln und die Forschung stärken

5. Nachhaltige, kleine Fischereibetriebe unterstützen

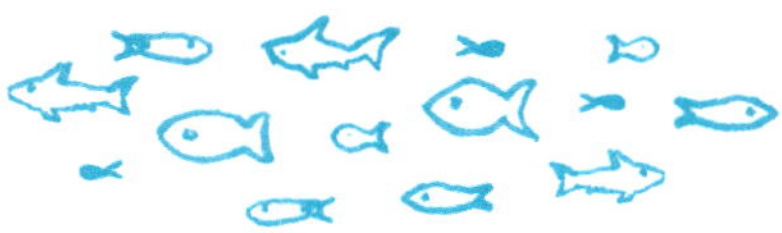

Wer nicht die Möglichkeit hat, direkt selbst zu Hause oder auf der Arbeit aktiv zu werden, kann anderen davon erzählen, wie wichtig Ziel 14 ist, und Kontakt zu lokalen Abgeordneten, Betrieben und Unternehmen aufnehmen, um die Etappenziele zu erreichen. Nur gemeinsam können wir dafür sorgen, dass unsere Meere nachhaltig genutzt und geschützt werden.

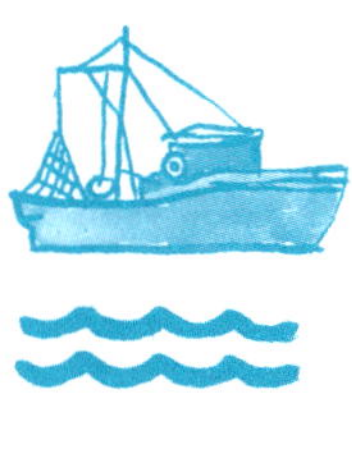

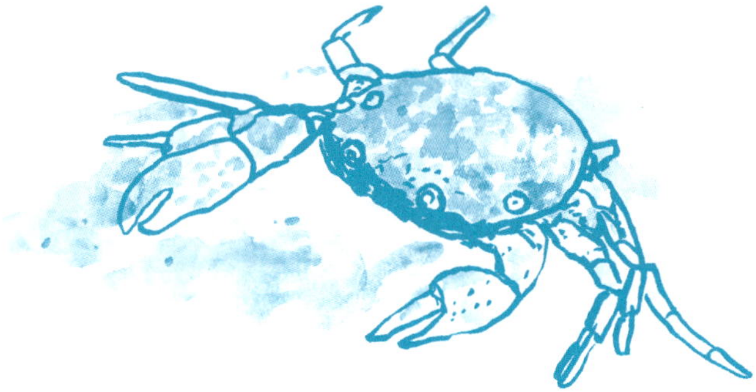

44

Nachhaltiger Fisch und nachhaltige Meeresfrüchte

Das Meer ist eine wichtige Quelle von gesundem, nahrhaftem Essen, und für Milliarden Menschen ist dieses Essen ihre wichtigste Eiweißquelle. Nachhaltiger Fisch und nachhaltige Meeresfrüchte zeichnet aus, dass sie auf eine Art und Weise gefangen, gesammelt oder gezüchtet wurden, die langfristig zu einer Vielfalt des Lebens im Meer beiträgt, marine Ökosysteme nicht verletzt und lokale Betriebe und von der Fischerei abhängige Communitys unterstützt. Leider werden viele Fische und Meeresfrüchte nicht nachhaltig gefangen – Stichwort Überfischung –, das heißt, es wird dem Meer schneller Fisch entnommen, als sich die Bestände erholen können, wodurch Populationen und ganze Ökosysteme zusammenbrechen.

Du solltest darauf achten, nur nachhaltigen Fisch und nachhaltige Meeresfrüchte zu konsumieren. Dazu gehört, dass sie mit Methoden gefangen wurden, die die Bestände nicht belasten (bspw. Leinenfang oder statische Methoden wie Fangkörbe, die nicht dem Meeresboden schaden) und die gesunde Meeresökosysteme und örtliche vom Fischfang abhängige Communitys unterstützen.

Der Weg durch den Meeresfrüchte- und Siegeldschungel kann verwirrend sein. Hier ein paar Tipps, wie du dir einen Überblick verschaffen und bessere, nachhaltigere Entscheidungen treffen kannst:

1. Speichere dir eine Übersicht (zum Beispiel die Liste *Guter Fisch* der Verbraucherzentrale) ab, die dir zeigt, welche Fisch- und Meeresfrüchtearten du essen kannst und welche du vermeiden solltest, weil sie überfischt sind. Siehe auch S. 142.

2. Informiere dich außerdem, welche Arten mit Quecksilber oder PCB (hochgiftige Chemikalien) belastet sein können. Diese Stoffe reichern sich in größeren Fischen an und sind gesundheitsgefährdend.

3. *Seafood Watch* ist eine Organisation, die Konsumierenden und Unternehmen dabei hilft, mit ihren Entscheidungen zu gesunden Ozeanen beizutragen. Sie empfehlen, unter anderem folgende Fische und Meeresfrüchte zu vermeiden: Blauflossen-Thunfisch, gezüchteter Lachs, Aal, Hai, importierte Shrimps, wilder Kaviar.

4. Als Faustregel kannst du dir merken: Lokale und/oder mit nachhaltigen Fangmethoden gefangene Meeresfrüchte sind besser, ebenso wie Fische, die eher am Anfang der Nahrungskette stehen und sich schnell fortpflanzen und damit schneller erholen. Letzteres trifft beispielsweise auf Sardinen und Makrelen zu. Beide sind noch zudem reich an Omega-3-Fettsäuren, die wichtig für unser Gehirn und Herz sind.

5. Austern, Venusmuscheln und Miesmuscheln können eine gute nachhaltige Option sein, solange sie aus einem Gebiet mit guter Wasserqualität stammen. Alle drei Arten filtern und reinigen das Wasser außerdem.

6. Regenerative 3D-Aquakulturen stellen einen innovativen Ansatz für eine nachhaltige Produktion von Fisch und Meeresfrüchten dar. Bei diesem Konzept wird das Meer von Oberfläche bis Meeresboden genutzt, um Seetang und Muscheln zu züchten und nicht nur Nahrungsmittel zu produzieren, sondern auch etwas gegen den Klimawandel zu tun.

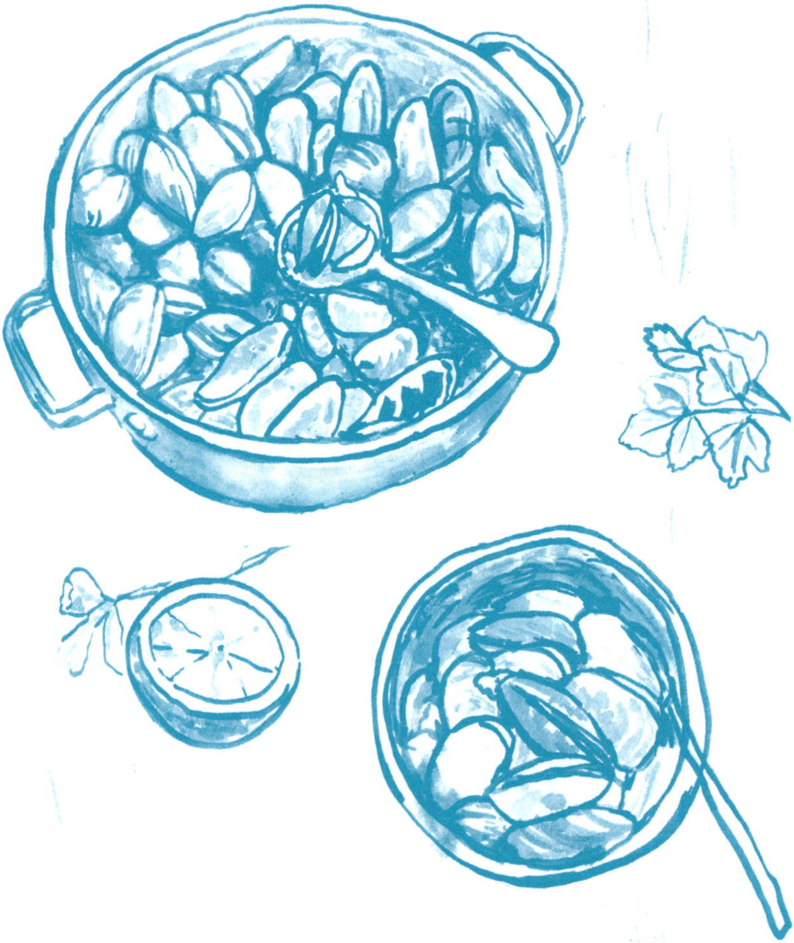

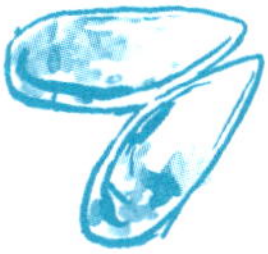

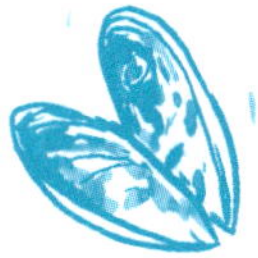

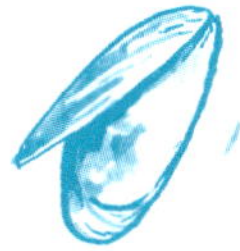

Ein einfaches und leckeres Rezept für gedämpfte Miesmuscheln

Verwende ausschließlich frische Miesmuscheln – sie sollten nach Meer, aber nicht fischig riechen. Sortiere alle Exemplare aus, die schon offen sind. Eventuell musst du die Schalen von Rankenfußkrebsen oder Algen reinigen und „Barthaare“ von der Schalenkante entfernen.

- Gib etwas Wasser – oder Weißwein – in einen großen Topf.
- Füge gehackte Schalotten und Knoblauch hinzu.
- Gib die Miesmuscheln in den Topf.
- Decke den Topf mit dem Deckel zu, und bringe das Wasser zum Kochen.
- Lass das ganze etwa 5 Minuten lang kochen.
- Rühr um, um zu sehen, ob sich die Schalen geöffnet haben (dann sind die Muscheln fertig). Entferne alle Exemplare, die sich nicht geöffnet haben.
- Richte die Muscheln und etwas Brühe auf einem Teller an. Die Brühe eignet sich gut, um Brot hineinzutunken.

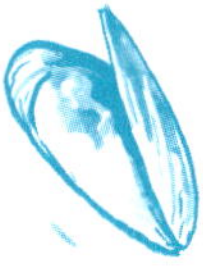

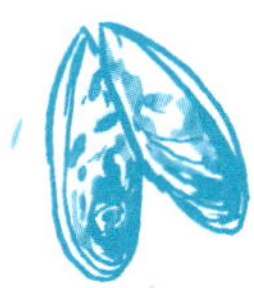

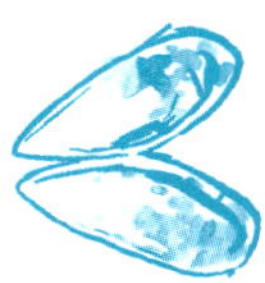

45

Verantwortungsvolles Sonnenbaden

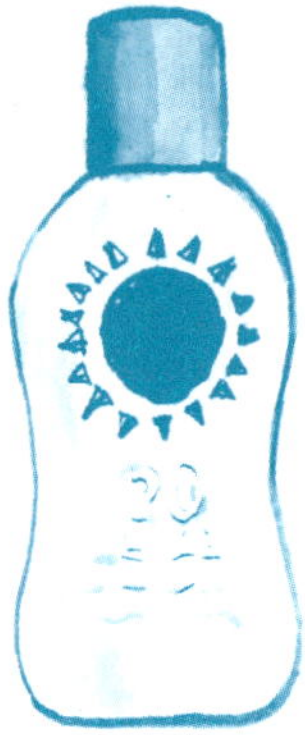

Schätzungen zufolge gelangen jedes Jahr bis zu 6.000 Tonnen Sonnencreme in die Meere, wo sie Korallenriffen schaden. Die Chemikalien in der Creme können den Lebenszyklus der Korallen aus dem Gleichgewicht bringen und zu einer Bleiche führen, wodurch die Koralle abstirbt.

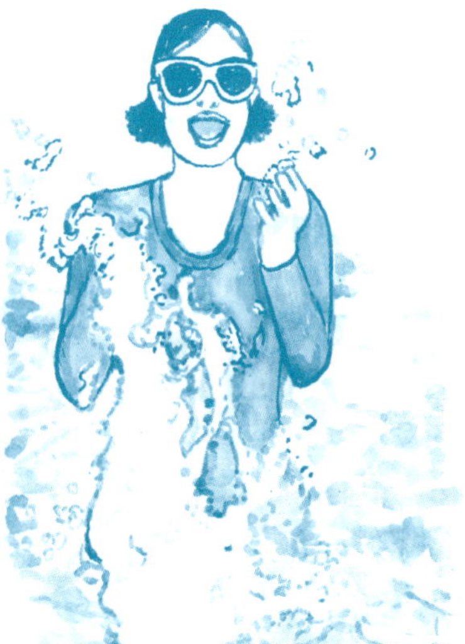

Achte deshalb darauf, dass deine Sonnencreme mineralisch bzw. frei von schädlichen Chemikalien wie Oxybenzon und Octinoxat ist. Hawaii hat als erster US-Bundesstaat Sonnenschutzmittel mit diesen Wirkstoffen verboten. Die Forschung ist noch dabei, andere Chemikalien zu untersuchen, die häufig in Sonnencremes verwendet werden und die ebenfalls schädlich sein könnten.

Als Alternative zu Sonnencreme könntest du deine Haut auch mit langer Kleidung mit UV-Schutz (UPF) schützen.

46

Leave No Trace

Leave No Trace ist eine weltweite Bildungsinitiative, die sich dafür einsetzt, dass wir Menschen sorgsam und respektvoll mit der Natur umgehen und sie möglichst wenig beeinflussen.

Am Meer bist du ein Gast. Und um dem Meer dafür zu danken, dass du dort sein darfst, ist es das Beste, wenn du einfach alles, was du mit an die Küste gebracht hast, wieder mit nach Hause nimmst. Das Einzige, was du hinterlassen solltest, sind deine Fußspuren – um die kümmert sich früher oder später die Flut.

Vielleicht willst du aber auch einen Schritt weiter gehen und den Strand in einem besseren Zustand hinterlassen, als du ihn vorgefunden hast (s. S. 134–136).

47

Zwei-Minuten-Müllsammelaktion

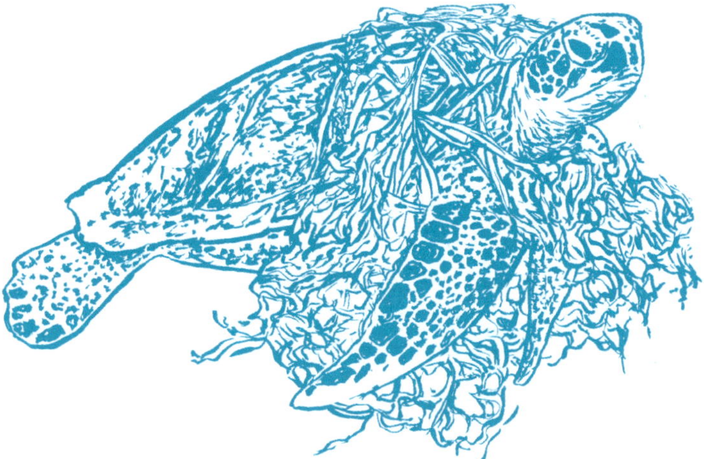

Plastik hat im Meer verheerende Auswirkungen, denn es kann im Gegensatz zu organischem Material nicht abgebaut werden. Stattdessen zersetzt es sich in immer kleinere Teile (sog. Mikroplastik), die noch dazu voller Giftstoffe stecken und irgendwann in die Nahrungskette und unser Trinkwasser gelangen. Plastik schadet außerdem vielen Meereslebewesen und Vögeln, weil diese sich darin verfangen (bspw. in alten Fischernetzen und Leinen) oder es in dem Glauben, es handele sich um Nahrung, fressen. Beides endet oft tödlich. Ich weiß, wie schnell man sich überwältigt fühlt angesichts all der Probleme, die wir Menschen verursachen, aber es gibt Dinge, die du tun kannst, um unserem Planeten zu helfen. Wie Linzi Hawkin, die Mitbegründerin von *Protect Blue* einmal so schön gesagt hat:

„‚Welchen Unterschied macht schon eine einzige Plastikflasche?', fragten 7 Milliarden Menschen."

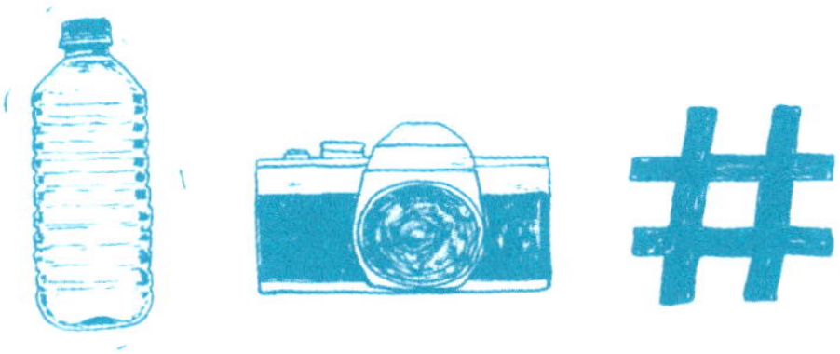

Es gibt einige fantastische globale Kampagnen und Initiativen, denen du dich anschließen kannst. Eine meiner liebsten Aktionen ist *#2minutebeachclean*. Sie entstand 2013 im Vereinigten Königreich, nachdem eine Reihe starker Unwetter über dem Nordatlantik große Mengen Plastikmüll an die Küste gespült hatte. Martin Dorey hatte die Idee, bei jedem seiner Strandbesuche lediglich zwei Minuten lang aufzuräumen, und rief die Aktion ins Leben. Seitdem wurden auf allerlei Internetplattformen tausende Posts aus der ganzen Welt mit diesem Hashtag versehen.

Pack für deine Müllsammelaktion ein Paar Handschuhe und eine Tüte ein. Mach einen Bogen um gefährliche oder scharfe Gegenstände, und achte anschließend auf eine korrekte Entsorgung deines Mülls.

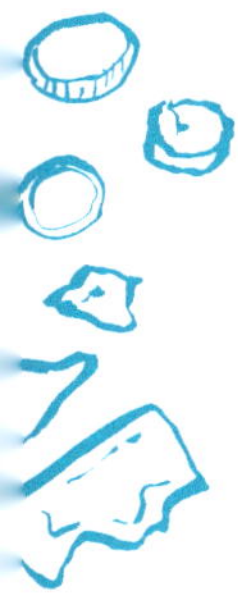

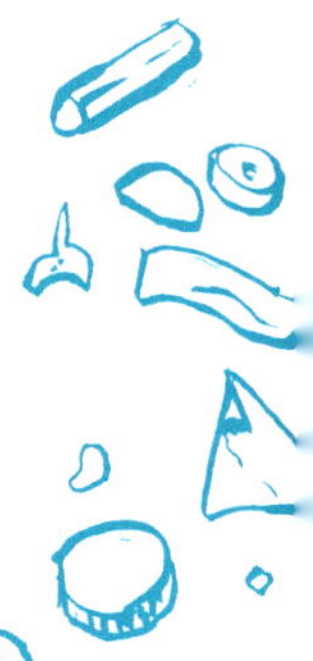

Müll sammelt sich am besten in Gesellschaft, zum Beispiel mit Freunden oder der Familie. Ihr könnt euch auch über eure Funde austauschen – nutzt ihr diese Gegenstände in eurem eigenen Leben oder könntet ihr auch auf sie verzichten? Stellt euch vor, welche Reise die Gegenstände hinter sich haben. Wo wurden sie produziert? Und was haben sie auf ihrer Reise über das Meer gesehen?

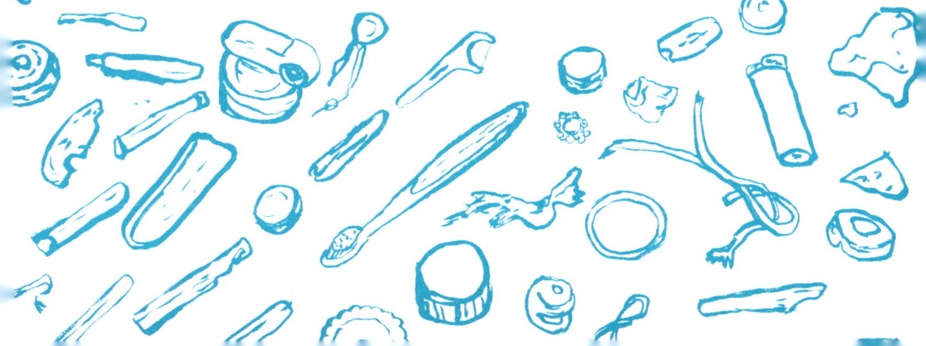

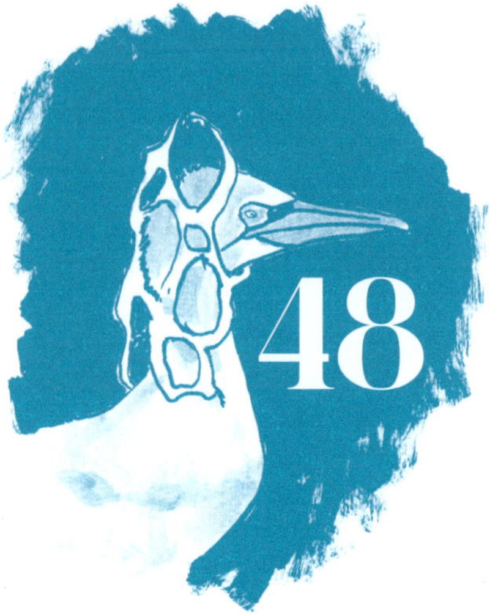

48

Meereslebewesen schützen

Millionen von Meereslebewesen verfangen sich in Plastikringen, Tüten, Schnüren und alten Fischernetzen. Die Müllmenge, die an Strände gespült wird, ist überwältigend groß, und nicht alle Menschen haben Zeit, regelmäßig Müll sammeln zu gehen.

Aber schon kleine Taten können eine große Wirkung haben und Meereslebewesen retten – zum Beispiel, Müll mit einer Schlaufe oder einem Ring aufzuheben. Diese Idee habe ich von Sabine Springer, einer Meeresaktivistin und Künstlerin. Einfach nur die gefährlichsten und schädlichsten Abfälle aufzuheben kann einen echten Unterschied machen. Jeder aufgehobene Ring ist einer weniger, in dem sich ein Meerestier verfangen und dann verenden könnte.

Schnapp dir ein Paar Handschuhe und eine Tüte, wenn du Müll sammeln willst, und achte anschließend auf eine korrekte Entsorgung. Müllsammeln regt uns außerdem dazu an, zweimal über die Dinge nachzudenken, die wir kaufen, und erinnert uns daran, wie wichtig es ist, Dinge wiederzuverwenden und zu recyceln.

Eine andere Möglichkeit, sich für Meereslebewesen einzusetzen, ist politische Einflussnahme. Engagier dich und arbeite bei lokalen Kampagnen mit oder betreibe Lobbyarbeit, um Regierungen und Unternehmen für den produzierten Müll zur Verantwortung zu ziehen. Wir sind nicht machtlos. Wir können Veränderungen anstoßen und die Gefährdung der Meere und der Umwelt zum Wahlkampfthema machen. Ein Wandel ist wirklich möglich. Beispielsweise wurde ein Öko-Sixpack-Träger aus kompostierbaren Brauereiabfällen erfunden, der Getränkedosen völlig plastikfrei zusammenhält.

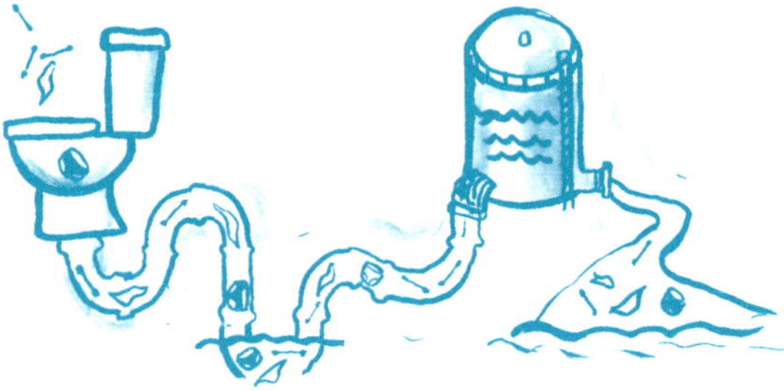

49

Think Before You Flush

Think Before You Flush ist eine Kampagne von *Clean Coasts*, die ihre Anfänge in Irland nahm, nun aber auf der ganzen Welt ein Bewusstsein dafür schaffen will, was wir die Toilette runterspülen.

Wenn Alltagsgegenstände die Toilette runtergespült werden, verursachen sie Kosten und Probleme in der Wasseraufbereitung, verschmutzen früher oder später Gewässer und Meere und stellen eine Gefahr für die menschliche Gesundheit dar.

Die schlimmsten Übeltäter (das sogenannte dreckige Dutzend) sind: Babytücher, Kosmetiktücher, Wattepads, Toilettenpapierrollen, Wattestäbchen, Medikamente, Zigaretten, Pflaster, Windeln, Tampons, Tampon-Applikatoren und Binden. Diese Gegenstände sollten niemals die Toilette runtergespült, sondern über den Mülleimer entsorgt werden.

Versuche, die oben aufgelisteten Gegenstände wo möglich mit umweltfreundlicheren und biologisch abbaubaren oder wiederverwendbaren Alternativen zu ersetzen. Beispielsweise könntest du anstelle von Kosmetiktüchern ein Musselintuch aus Biobaumwolle verwenden oder eine Menstruationstasse anstelle von Tampons.

50

Küstenhabitate wiederherstellen

Auf der ganzen Welt gibt es Küstenhabitate wie Mangroven, Salzwiesen, Dünen und Seetangwälder. Sie spielen eine wichtige Rolle beim Abfangen der schlimmsten Auswirkungen des Klimawandels, indem sie CO_2 aus der Atmosphäre ziehen und binden sowie Schutz vor Unwettern und Überflutungen bieten. Außerdem sind sie Lebensraum vieler Tierarten und tragen so zu Biodiversität, Ernährungssicherheit und letztendlich zur Gesundheit von Meeren und Menschen bei.

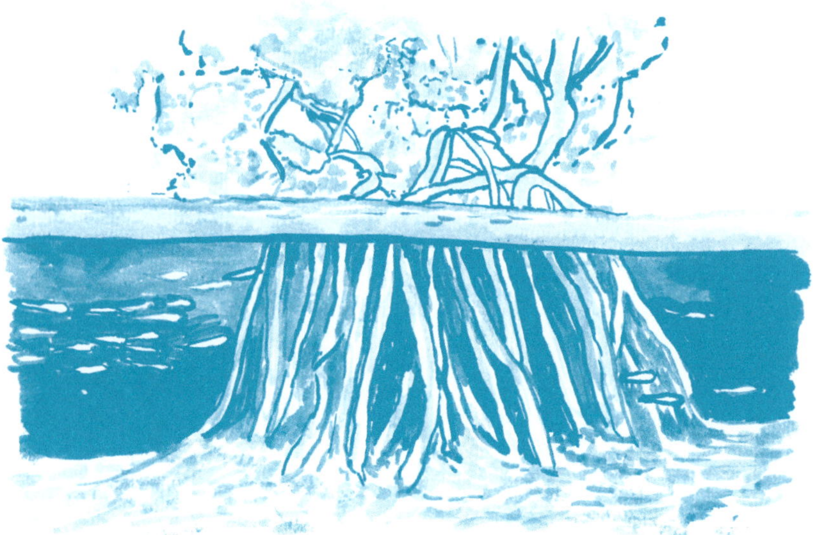

Magische Mangroven

Der stereotype Wald ist ein Landwald. Aber es gibt auch Wälder im Meer: Mangrovenwälder finden sich an flachen, tropischen Küsten auf der ganzen Welt. Ihre verzweigten Wurzelsysteme beugen Erosion vor, sorgen durch Filterung für eine bessere Wasserqualität und bieten eine sichere Umgebung für junge Fische. Außerdem schützen sie die Küsten vor Sturmfluten und Hochwassern. Leider wurde etwa die Hälfte der weltweiten Mangrovenwälder gerodet oder zerstört, um Küstengebiete zu entwickeln, und jedes Jahr nimmt die von Mangroven bedeckte Fläche weiter ab.

Die Wiederherstellung von Mangroven ist eine wirkungsvolle naturbasierte Maßnahme, um die Artenvielfalt im Meer wieder zu steigern, die Versorgung mit Fisch und Meeresfrüchten zu sichern und gegen den Klimawandel vorzugehen. Mangroven schützen nämlich nicht nur vor Unwettern, sondern sind auch sogenannte Kohlenstoffsenken. Sie sind sogar in der Lage, mehr Kohlenstoff als Regenwälder zu binden.

Küstenhabitate sollten wiederhergestellt werden, weil dies vielfältige Vorteile bietet – vom Nutzen gegen den Klimawandel über Ernährungssicherheit bis hin zu mehr Artenvielfalt und Widerstandsfähigkeit der Küsten. Du kannst das Pflanzen „blauer" Wälder dank Initiativen wie *Sea Trees* unterstützen, die Mangroven gemeinsam mit der lokalen Bevölkerung wieder aufforsten. Aber sei skeptisch gegenüber Angeboten zum Emissionsausgleich. Es ist unklar, wie viel Kohlenstoff durch solche Maßnahmen tatsächlich gebunden wird. Außerdem kann durch Emissionsausgleich in manchen Branchen der Wille sinken, etwas zu tun, um die Menge an ausgestoßenen Treibhausgasen zu reduzieren.

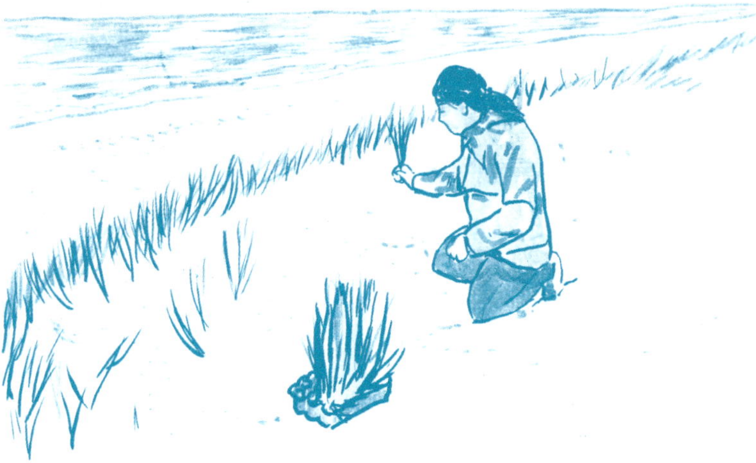

Standhafter Strandhafer

Sanddünen schützen Küsten vor Erosion und Überflutungen. Dünenvegetation und vor allem Strandhafer (ein krautiges Süßgras) spielt eine wichtige Rolle bei der Erhaltung gesunder Küstenökosysteme: Die Pflanzen verhindern, dass die Dünen von Wind oder Wellen erodiert werden, fungieren als Sandfänger, helfen dabei, das Dünensystem zu stabilisieren und bieten hochangepassten und seltenen Pflanzen- und Tierarten einen Lebensraum.

Wenn wir auf Dünen laufen oder spielen, können wir diesem fragilen Ökosystem schaden, was im schlimmsten Falle zu einer Erosion der Küste führt. Noch schädlicher sind Aktivitäten wie Quadfahren oder Lagerfeuer. Die gute Nachricht? Geschädigte Dünen können gerettet werden, indem an erodierten Stellen Strandhafer gepflanzt wird, der die Kraft von Wind und Wellen eindämmt. Es gibt zahlreiche Beispiele für Kooperationen zwischen der ortsansässigen Bevölkerung und Lokalverwaltungen, die ihre Küstenökosysteme durch das Pflanzen von Strandhafer restauriert haben.

Die Wiederherstellung und der Schutz von gesunden Sanddünen ist eine natürliche Lösung, um die Artenvielfalt zu verbessern und Menschen, die an Küsten leben, vor den Folgen des Klimawandels zu schützen. Halte nach lokalen Organisationen Ausschau, die sich für die Küsten einsetzen. Vielleicht findest du eine Möglichkeit, an einer Restaurierungsmaßnahme teilzunehmen. Und falls nicht: Gründe einfach deine eigene Gruppe, und rege deine Lokalverwaltung an, Strandhaferpflanzungen zu unterstützen.

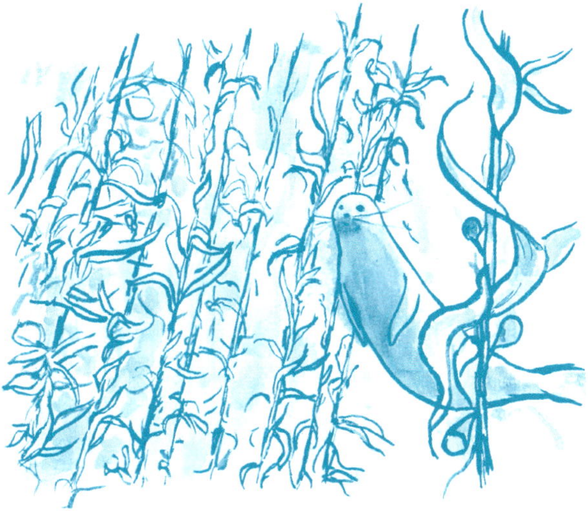

Sensationeller Seetang

Seetang findet sich auf der ganzen Welt. Er ist wie ein Unterwasserwald, absorbiert CO_2, produziert Sauerstoff und bietet Nahrung und Lebensraum für hunderte im Meer lebende Spezies. Seine Wiederherstellung, insbesondere von Makroalgen wie Kelpwäldern, kann dabei helfen, Unterwasser-Ökosysteme zu restaurieren.

Seetang ist außerdem ein wichtiger Rohstoff für die menschliche Nahrung und Nahrungsergänzungsmittel, Dünger und Kompost, Hautprodukte und Biokraftstoffe. Manche Seetangarten werden auch als umweltfreundliche Alternative zu Plastik verwendet.
Was du tun kannst, um dich für den Schutz der Ozeane und gesunde Meeres- und Küstenlebensräume einzusetzen? Engagier dich fürs Klima. Finde heraus, wie du innerhalb der nächsten Jahre deinen ökologischen Fußabdruck um mindestens 50 % verringern kannst, um deinen Teil dazu beizutragen, dass wir die globalen Emissionsreduktionsziele erreichen. Verzichte wo möglich auf unnötige Wege, nimm das Rad, den öffentlichen Personenverkehr oder bilde Fahrgemeinschaften. Investiere in langlebige und/oder umweltfreundliche Produkte, unterstütze lokale Lebensmittelproduzenten, iss nachhaltig gefangenen Fisch und nachhaltig gefangene Meeresfrüchte, und steig auf erneuerbare Energien um. Aber das Wichtigste: Nutz deine Stimme. Engagier dich politisch, und setz den Klimawandel ganz oben auf deine Agenda.

Glossar

Biodiversität Bezeichnet sowohl die Vielfalt des Lebens auf der Erde als auch die Vielfalt der Communitys, Lebensräume und Ökosysteme, die von Pflanzen- und Tierarten gebildet werden.

Biokraftstoff Ein Kraftstoff, der aus natürlichen, organischen Materialien wie Seetang hergestellt wird. Wenn die Materialien nachhaltig gewonnen werden, ist er eine Quelle erneuerbarer Energie.

Blue Space Bezeichnet alle sichtbaren Outdoor-Wasserflächen wie Flüsse, Seen und Meere, die das Potenzial haben, zur menschlichen Gesundheit und zum menschlichen Wohlbefinden beizutragen.

Meer Gewässer, das kleiner ist als ein Ozean. Meere sind teilweise umschlossen von Land oder stehen stark im Bezug zu den angrenzenden Landmassen (zum Beispiel Mittelmeer, Nordsee).

Ozean Die Erde wird zu 70 % von einem Weltmeer bedeckt. Es enthält 97 % allen Wassers unseres Planeten. In der Regel wird das Weltmeer in fünf Bereiche unterteilt: Pazifischer Ozean, Atlantischer Ozean, Indischer Ozean, Südlicher/Antarktischer Ozean und Arktischer Ozean.

Sandbank Eine Sandbank ist eine lange, schmale Sandanhäufung, die an Flussmündungen, Meeresarmen und manchmal aufgrund von Wellenbewegungen vor Stränden zu finden ist. Sandbänke sind oft bei Hochwasser von Wasser bedeckt und werden erst bei Niedrigwasser sichtbar.

Sog Eine Strömung unter der Wasseroberfläche, die oft dadurch ausgelöst wird, dass das Wasser, was durch die Wellenbewegung an den Strand gedrückt wird, zurück ins Meer fließt.

Quellen

Apps, Datenbanken, Websites

BeachExplorer
www.beachexplorer.org
Die Website und App bieten Hilfe bei der Bestimmung von Vögeln, Säugetieren, Fischen, Muscheln, Pflanzen und allerhand anderen Dingen, die an Stränden zu finden sind. Außerdem lassen sich die Funde direkt in der Datenbank melden.

Global seabird tracking database (auf Englisch)
www.seabirdtracking.org
Eine Citizen-Science-Initiative von *BirdLife International*, bei der man zur weltweit größten Sammlung von Daten zu Meeresvögeln beitragen kann.

Liste „Guter Fisch"
www.verbraucherzentrale.de/guter-fisch
Die Verbraucherzentrale hat gemeinsam mit anderen Organisationen eine Liste von Fischarten zusammengestellt, deren nachhaltiger Konsum vertretbar ist.

Oceans and human health (auf Englisch)
www.sophie2020.eu
Die Seite bündelt nützliche Ressourcen wie Berichte, Politikempfehlungen und Infografiken, die die Verbindung zwischen Meeres- und menschlicher Gesundheit darstellen.

SeaStore
www.seegraswiesen.de
Das Projekt *SeaStore*, an dem verschiedene deutsche Universitäten beteiligt sind, will Seegrasansiedlungen in der Ostsee wissen-

schaftlich begleiten, um die bestmögliche Vorgehensweise zu identifizieren.

Tides Near Me
www.tidesnear.me
Auf der Website lassen sich die Gezeitendaten für Strände und Küstengebiete anzeigen.

The Weather Channel
www.weather.com
Bietet Daten zu Wetter, Windgeschwindigkeit und Sonnenauf- und -untergangszeit.

Weiterführende Literatur

Eco-Art Therapy von Theresa Sweeney (nur auf Englisch)

Edible Seashore von John Wright (nur auf Englisch)

Undersea von Rachel Carson

Blue Mind: Wie Wasser uns glücklicher macht von Wallace J. Nichols

Das Ozeanbuch. Alles, was man wissen muss, in 50 Grafiken von Esther Gonstalla

Düne, Strand und Watt: Tiere und Pflanzen unserer Küsten – über 400 Arten von Klaus Janke und Bruno P. Kremer

Geflochtenes Süßgras von Robin Wall Kimmerer
Zitat Seite 57 aus: *Geflochtenes Süßgras: Die Weisheit der Pflanzen* (Robin Wall Kimmerer, ÜS Elsbeth Ranke), Aufbau-Verlag 2021

Geheimnisse des Meeres von Rachel Carson
Zitat Seite 7 aus: *Geheimnisse des Meeres* (Rachel Carson, ÜS Luise Laporte), Dt. Buch-Gemeinschaft 1955, S. 20

Meeresgemüse und Algen von Barbara Rias-Bucher

Die Meeresschnecken und -muscheln Deutschlands von Vollrath Wiese und Klaus Janke

Ziele für nachhaltige Entwicklung
www.unric.org/de/17ziele/

Die Zukunft in unserer Hand: Wie wir die Klimakrise überleben von Christiana Figueres und Tom Rivett-Carnac
Zitat Seite 125 aus: *Die Zukunft in unserer Hand: Wie wir die Klimakrise überleben* (Christina Figeres, Tom Rivett-Carnac, ÜS Henning Dedekind), C.H. Beck 2021

Organisationen und Kampagnen

The 2 Minute Foundation
https://2minute.org/

Black Girls Surf
https://www.ifundwomen.com/projects/black-girls-surf-501-c-3

International Surf Therapy Organization
www. intlsurftherapy.org/

I Am Water
https://www.iamwaterfoundation.org/

Jellywatch
www.jellywatch.org

Leave No Trace
https://lnt.org/

Liquid Therapy
https://www.liquidtherapy.ie/

NABU Gewässerretter
www.gewaesserretter.de

SeaSisters
www.seasisterslk.com

Sea Trees
www.seatrees.org

Shark Trust
www.sharktrust.org

Think Before You Flush
www.thinkbeforeyouflush.org

World Cetacean Alliance
www.worldcetaceanalliance.org

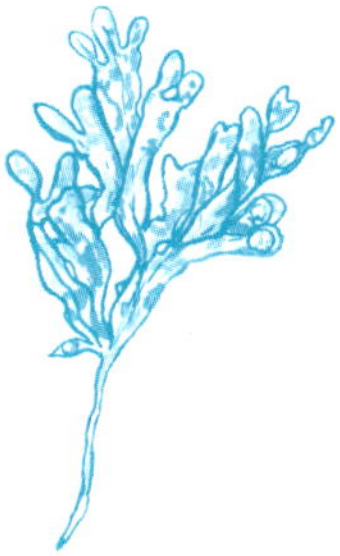

Dank

Mein tiefster und beständigster Dank gilt dem Ozean, da er mir eine konstante Quelle von Inspiration, Wohlbefinden und Erholung ist und so viel für uns Menschen leistet.

Es gibt viele Menschen in meinem Leben, deren Mentorschaft, Weisheit, Unterstützung und Ermutigung meine Verbindung zum Meer vertieft haben. Besonderer Dank gilt Prof. Michael Depledge dafür, dass er mich mit den Konzepten „Blue Space" und „Blue Health" bekannt gemacht hat, Prof. Lora Fleming und der Arbeit des Projektteams von SOPHIE zu Ozeanen und menschlicher Gesundheit, Dr. Wallace J. Nichols und seinem Konzept „Blue Mind", der Apnoetaucherin Hanli Prinsloo dafür, dass sie ihre Unterwasserwelt mit mir geteilt hat, Theresa Sweeney, deren Arbeit im Bereich der Naturtherapie das Kapitel „Self-Care am Meer" inspiriert hat (s. S. 56), und Dr. Ayana Elizabeth Johnsons Einsatz in den Bereichen Klima und Meerespolitik.

Ebenso dankbar bin ich all jenen, die den Ozean lieben und sich dafür einsetzen, dass er ein sicherer und heilsamer Ort bleibt; vor allem Martina und dem Team von *SeaSisters*, den Surferinnen Irans und der *Liquid-Therapy*-Familie.

Danke an das unglaubliche Team von Frauen bei Pavilion, die dieses Buch möglich gemacht haben, insbesondere an Lucy, Alice, Cara und Izzy. Ein besonderer Dank gilt Krissy Mallett für ihre Unterstützung, ihren Zuspruch und ihre unsagbar hilfreichen Vorschläge, die diesem Buch zu seinem Flow verholfen haben. Es war einfach nur eine Freude, mit Maria Nilsson zusammenzuarbeiten und zu sehen, wie sie mit ihren wunderbaren Illustrationen den Text zum Leben erweckt.

Ich bin meinen Eltern für immer dankbar dafür, dass sie meiner Schwester und mir von Geburt an so eine tiefe und konstante Liebe zum Meer mitgegeben und uns viele der Aktivitäten, die in diesem Buch zu finden sind, nahegebracht haben.

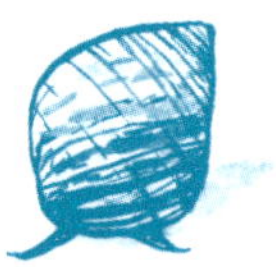